Demenz Beschäftigung

Lebensfreude Durch Aktivität: Innovatives Zusage & Praxisnahe Übungen für Menschen mit Demenz

Leon Beitel

EXTRA BONUS

KLANGWELTEN:

MUSIK ALS BRÜCKE IM DEMENZALLTAG

SCROLL ZUM ENDE UND SKANNE DEN QR-CODE

© **Copyright 2024 Leon Beitel - Alle Rechte vorbehalten.**

Dieses Dokument ist darauf ausgerichtet, genaue und zuverlässige Informationen zum behandelten Thema und zur behandelten Frage zu liefern.

- Die Reproduktion, Vervielfältigung oder Weitergabe dieses Dokuments in elektronischer oder gedruckter Form ist in keiner Weise zulässig. Alle Rechte vorbehalten.

Die hier zur Verfügung gestellten Informationen sind wahrheitsgemäß und konsistent, so dass jede Haftung, im Sinne von Unachtsamkeit oder anderweitig, durch die Nutzung oder den Missbrauch von Richtlinien, Prozessen oder Anweisungen, die in diesem Dokument enthalten sind, in der alleinigen und vollständigen Verantwortung des Empfängers und Lesers liegt. Unter keinen Umständen kann der Herausgeber für Wiedergutmachung, Schäden oder finanzielle Verluste, die direkt oder indirekt auf die hierin enthaltenen Informationen zurückzuführen sind, haftbar oder verantwortlich gemacht werden.

Alle Urheberrechte, die nicht im Besitz des Herausgebers sind, liegen bei den jeweiligen Autoren.

Die hierin enthaltenen Informationen werden ausschließlich zu Informationszwecken angeboten und sind als solche allgemein gültig. Die Präsentation der Informationen erfolgt ohne Vertrag oder irgendeine Art von Garantiezusage.

Die verwendeten Warenzeichen werden ohne Zustimmung verwendet, und die Veröffentlichung des Warenzeichens erfolgt ohne Erlaubnis oder Rückendeckung des Warenzeichens-Inhabers. Alle Warenzeichen und Marken in diesem Buch dienen nur der Verdeutlichung und gehören den Eigentümern selbst, die nicht mit diesem Dokument verbunden sind.

Inhaltsverzeichnis

EINLEITUNG 1
   NOTWENDIGKEIT UND ZWECK DES BUCHES 1
   ZIELPUBLIKUM UND NUTZNIEßER.. 2

KAPITEL 1:.. 3
VERSTÄNDNIS VON DEMENZ.. 3
   DEFINITION UND AUSWIRKUNGEN VON DEMENZ 3
   NUTZEN VON AKTIVITÄTEN... 5

KAPITEL 2:.. 7
AKTIVITÄTSPRINZIPIEN FÜR DEMENZKRANKE 7
   STRUKTURIERUNG DER UMGEBUNG... 7
   PERSONALISIERUNG VON AKTIVITÄTEN 8

KAPITEL 3:.. 10
KÖRPERLICHE AKTIVITÄTEN... 10
   BEWEGUNGSÜBUNGEN 10
      Spaziergang im Sinnesgarten... 10
      Muskeldehnung mit therapeutischem Touch 11
      Gleichgewichtstraining mit visueller Hilfe... 11
      Interaktives Werfen und Fangen 12
      Kognitive Stimulation durch Bewegung 12
      Pfad der Düfte 13
      Aquagymnastik.. 13
      Seiltanz-Imitation 14
      Tai-Chi für Anfänger 14
      Gedächtnislauf 15
      Parcours der sanften Bewegung.. 15
      Skulpturen-Pose.. 16
      Schattenboxen 16
      Geschichtenwanderung 17
      Boccia mit leichten Bällen 17
      Entspanntes Radfahren auf dem Therapiefahrrad 18
      Achtsamkeits-Spaziergang 19
   AKTIVITÄTEN IM FREIEN 20
      Natur-Erkundungsspiel... 20
      Geführter Sinnesweg 20
      Garten-Yoga.. 21
      Vogelbeobachtung und -erkennung.. 21
      Pfad der Balance 22
      Spaziergang mit Hindernissen 22
      Wasser-Aerobic im flachen Pool... 23
      Achtsames Gärtnern 23
      Freiluft-Malstunde... 24
      Tiergestützte Therapie 24
      Orientierungslauf.. 25
      Baum- und Pflanzenerkennung 25
      Picknick mit Erzählrunde.. 26
      Fotografie-Spaziergang.. 26

    Klangtherapie im Freien *27*
    Natur-Kunstwerkstatt *28*
    Tiergestütztes Bewegungsspiel *29*

KAPITEL 4: **30**
KOGNITIVE AKTIVITÄTEN **30**
  Gedächtnisspiele 30
    Farbzuordnungsspiel *30*
    Musik-Erinnerungsspiel *31*
    Bilderrätsel *31*
    Objekt-Versteckspiel *32*
    Namensgedächtnisspiel *32*
    Geschichtenerzählen mit Requisiten *33*
    Kategorisierungsspiel *33*
    Sequenzierungsspiel *34*
    Fehlerfindungsspiel *34*
    Gedächtnis-Matching-Spiel *35*
    Labyrinth-Rätsel *35*
    Historisches Erkennungsspiel *36*
    Wortfindungs-Spiel *36*
    "Ich packe meinen Koffer" Gedächtnisspiel *37*
    Reim-Wörter finden *37*
    Assoziationskette *38*
    Zeitreise-Rätsel *39*
  Kunst und Musik 40
    Farbmisch-Magie *40*
    Rhythmus-Findung *41*
    Erzähl mir eine Geschichte *41*
    Musikalische Stühle mit einem Twist *42*
    Skulptur-Nachbau *42*
    Collage der Erinnerungen *43*
    Malen nach Musik *43*
    Erstellen von Tonfiguren *44*
    Poesie-Werkstatt *44*
    Fotografie-Ausflug *45*
    Skizzieren im Park *45*
    Singkreis mit Handbewegungen *46*
    Kreatives Tonformen *46*
    Gedichtvertonung *47*
    Interaktive Video-Kunstschau *47*
    Landschafts-Malerei im Freien *48*
    Musik-Erinnerungsbox *49*

KAPITEL 5: **50**
SOZIALE AKTIVITÄTEN **50**
  Sozialisierung und Unterstützung 50
    Gemeinsames Kocherlebnis *50*
    Erzählcafé *51*
    Gemeinschaftsliedersingen *52*
    Foto-Erinnerungsstunde *53*

Bastelgruppe für Gemeinschaftsprojekte 53
Garten-Teeparty 54
Rollenspiel-Gruppe 54
Gemeinsames Zeitunglesen 55
Tanzstunde 55
Gedächtnisbuch-Workshop 56
Biografie-Workshop 56
Virtuelle Weltreise 57
Gruppen-Schreibprojekt 57
Musikalische Erinnerungskiste 58
Gemeinschaftsgarten 58
Gedächtnis-Café 59
Organisation von Veranstaltungen 60
Planung einer Geburtstagsfeier 60
Erstellung eines Veranstaltungs-Newsletters 61
Organisieren einer Spendenaktion 62
Workshop zur Event-Dekoration 62
Kulinarischer Workshop für Event-Catering 63
Filmabend-Planung 63
Gruppen-Gedächtnisspiel 64
Themenbezogenes Bastelprojekt 64
Lokales Ausflugs-Komitee 65
Interkultureller Koch-Club 65
Gemeinsames Fotobuch-Erstellen 66
Planung und Durchführung eines Quizabends 66
Gemeinschaftliche Gartenarbeit 67
Tanz- und Bewegungstherapie 67
Vorlesestunde 68
Workshop zur Herstellung von Grußkarten 68

KAPITEL 6: **69**
UNTERSTÜTZENDE TECHNOLOGIEN UND ANWENDUNGEN **69**
Apps und unterstützende Technologien 69
Online-Unterstützung und Telemedizin 70

SCHLUSSFOLGERUNGEN **72**
Zukunftsperspektiven 72
Zusätzliche Ressourcen 73

EINLEITUNG

Notwendigkeit und Zweck des Buches

In einer Welt, in der die Bevölkerung zunehmend altert, wird die Bedeutung eines umfassenden Verständnisses und einer effektiven Betreuung von Menschen mit Demenz immer deutlicher. Unser Buch „Demenz Beschäftigung" nimmt sich dieser Herausforderung an und stellt einen essentiellen Leitfaden dar, um Betroffenen nicht nur zu helfen, sondern auch deren Lebensqualität nachhaltig zu verbessern. Dieses Werk geht über die reine Darstellung der Krankheit hinaus, indem es sich auf die Aktivierung und Inklusion der Betroffenen durch gezielte Beschäftigungen konzentriert.

Demenz ist nicht nur eine medizinische Herausforderung, sondern auch eine soziale und emotionale. Die Erkrankung beeinträchtigt das Gedächtnis, das Denkvermögen und die Fähigkeit, alltägliche Aufgaben zu bewältigen. Doch hinter diesen medizinischen Definitionen stehen Menschen – Individuen mit ihren Geschichten, Hoffnungen und Ängsten. Dieses Buch ist deshalb von entscheidender Bedeutung, weil es nicht nur Wissen vermittelt, sondern auch konkrete Handlungsweisen und Strategien aufzeigt, die den Alltag der Betroffenen bereichern und ihnen ein Stück Normalität und Freude zurückgeben.

Der Zweck dieses Buches ist es, ein tiefgreifendes Verständnis für die Situation von Demenzkranken zu schaffen und gleichzeitig praktische Lösungen zu bieten, die in der täglichen Betreuung und Selbstpflege angewendet werden können. Es zielt darauf ab, ein Bewusstsein dafür zu schaffen, dass die Beschäftigung mit Demenzkranken nicht nur eine Herausforderung, sondern auch eine Chance ist, das Leben dieser Menschen positiv zu beeinflussen. Dabei wird besonderer Wert darauf gelegt, die Persönlichkeit und die verbliebenen Fähigkeiten der Betroffenen zu erkennen und zu fördern.

Um dies zu erreichen, stellt das Buch eine Reihe von Beschäftigungsprinzipien und -aktivitäten vor, die speziell darauf ausgerichtet sind, die kognitiven Fähigkeiten zu unterstützen und soziale Interaktionen zu fördern. Diese Aktivitäten sind nicht nur als Zeitvertreib gedacht, sondern als essentielle Elemente einer ganzheitlichen Betreuung. Durch eine sorgfältige Auswahl und Anpassung der Aktivitäten an die individuellen Bedürfnisse jedes Einzelnen kann eine Umgebung geschaffen werden, die sowohl stimulierend als auch beruhigend wirkt.

In der Entwicklung und Präsentation dieser Inhalte wird besondere Sorgfalt darauf gelegt, die aktuellen Standards und neuesten Forschungsergebnisse zu berücksichtigen. Das Buch basiert auf evidenzbasierten Praktiken und integriert die neuesten Erkenntnisse aus der Demenzforschung, um sicherzustellen, dass die bereitgestellten Informationen und Ratschläge sowohl praktisch umsetzbar als auch wissenschaftlich fundiert sind.

ZIELPUBLIKUM UND NUTZNIEẞER

Die in diesem Buch vorgestellten Konzepte und Methoden sind so gestaltet, dass sie sowohl für Fachleute im Gesundheitswesen als auch für Laien zugänglich sind. Durch die klare Darstellung und praktische Anleitung wird sichergestellt, dass jeder Leser die Informationen effektiv nutzen und in die Praxis umsetzen kann. Es ist besonders darauf ausgelegt, denjenigen, die täglich mit Demenzkranken arbeiten, konkrete Tools an die Hand zu geben, die sofort eingesetzt werden können, um das Wohlbefinden und die Aktivität der Betroffenen zu fördern.

Nicht zu vergessen sind die Betroffenen selbst, die von den durch ihre Betreuer umgesetzten Praktiken profitieren können. Indem ihre Betreuer durch das Buch lernen, wie man Umgebungen schafft, die sowohl sicher als auch stimulierend sind, und wie man Aktivitäten an die individuellen Fähigkeiten und Bedürfnisse anpasst, wird deren Alltag bereichert und ihre Lebensqualität gesteigert.

Darüber hinaus wird das Buch für Bildungseinrichtungen und Akademiker, die sich mit Gerontologie, Pflegewissenschaften oder Sozialarbeit beschäftigen, von großem Interesse sein. Es bietet eine fundierte Basis für Kurse und Seminare und kann als Lehrmaterial verwendet werden, um zukünftige Fachkräfte auf ihre Arbeit mit demenzkranken Personen vorzubereiten.

KAPITEL 1: VERSTÄNDNIS VON DEMENZ

Definition und Auswirkungen von Demenz

Demenz umschreibt eine Gruppe von Symptomen, die mit einem fortschreitenden Verlust kognitiver Funktionen einhergehen und das tägliche Leben sowie die Selbstständigkeit beeinträchtigen. Diese Erkrankung stellt nicht nur eine Herausforderung für die direkt Betroffenen dar, sondern beeinflusst auch ihre Familien und die gesamte Gesellschaft erheblich. Dieses Kapitel zielt darauf ab, ein tiefgehendes Verständnis der Natur dieser komplexen Erkrankung zu vermitteln und die vielfältigen Auswirkungen, die sie auf das Leben der Menschen hat, zu beleuchten.

Typischerweise resultiert sie aus dem Absterben von Gehirnzellen oder einer Störung in deren Kommunikation. Die bekannteste und häufigste Form ist die Alzheimer-Krankheit, verantwortlich für 60 bis 80 Prozent aller Fälle. Andere Formen umfassen vaskuläre Demenz, Lewy-Körperchen-Demenz und frontotemporale Demenz. Unabhängig von der spezifischen Diagnose sind die Symptome oft ähnlich und umfassen Gedächtnisverlust, Verwirrung, Schwierigkeiten bei der Problemlösung, Sprachprobleme und im späteren Verlauf oft Veränderungen in der Persönlichkeit und im Verhalten.

Die Auswirkungen dieser Störung erstrecken sich weit über die kognitiven Beeinträchtigungen hinaus. Personen, die daran leiden, erfahren häufig eine Verschlechterung ihrer emotionalen Regulation und sozialen Fähigkeiten, was die Beziehungen zu Familie und Freunden erheblich beeinflusst. Zudem kann der fortschreitende Verlust der Selbstständigkeit zu Frustration und Depression führen, sowohl bei ihnen selbst als auch bei ihren Angehörigen.

Gesellschaftlich gesehen stellt sie eine erhebliche Herausforderung dar, da die Betreuung der Erkrankten intensive Unterstützung und oft spezialisierte Pflege erfordert. Dies führt nicht nur zu hohen finanziellen Kosten, sondern auch zu einem erheblichen emotionalen Druck für die Pflegepersonen. In einer Zeit, in der die Bevölkerung in vielen Teilen der Welt altert, ist die Prävalenz der Krankheit ebenfalls im Steigen begriffen, was die Dringlichkeit für effektive Pflege- und Unterstützungsstrategien verstärkt.

Die psychosozialen Auswirkungen der Krankheit sind tiefgreifend. Die stetige Erosion der eigenen Identität und Fähigkeiten kann bei den Erkrankten zu einem Gefühl des Verlusts führen, das tief in das Selbstwertgefühl eingreift. Familienmitglieder und Freunde können sich oftmals hilflos fühlen, da sie zusehen müssen, wie eine geliebte Person langsam verändert wird.

In der Betrachtung dieser Auswirkungen ist es entscheidend, die Perspektive der Erkrankten nicht zu übersehen. Trotz der Schwere ihres Zustands verfügen viele über Momente der Klarheit und des Glücks. Ihre Erfahrungen und ihre Wahrnehmungen sind vielfältig und individuell verschieden. Daher ist es wichtig, dass medizinische Fachkräfte, Pflegepersonal und die Gesellschaft insgesamt lernen, sie nicht nur als eine Reihe von klinischen Symptomen zu sehen, sondern als eine menschliche Erfahrung, die Empathie und Verständnis erfordert.

Die gesellschaftliche Antwort auf die Herausforderungen, die mit der Krankheit einhergehen, muss umfassend sein und sowohl medizinische als auch soziale Unterstützungssysteme umfassen, die den Betroffenen ein Maximum an Lebensqualität ermöglichen. Es geht darum, nicht nur die Krankheit zu behandeln, sondern auch eine Umgebung zu schaffen, in der sie und ihre Familien Unterstützung und Verständnis finden.

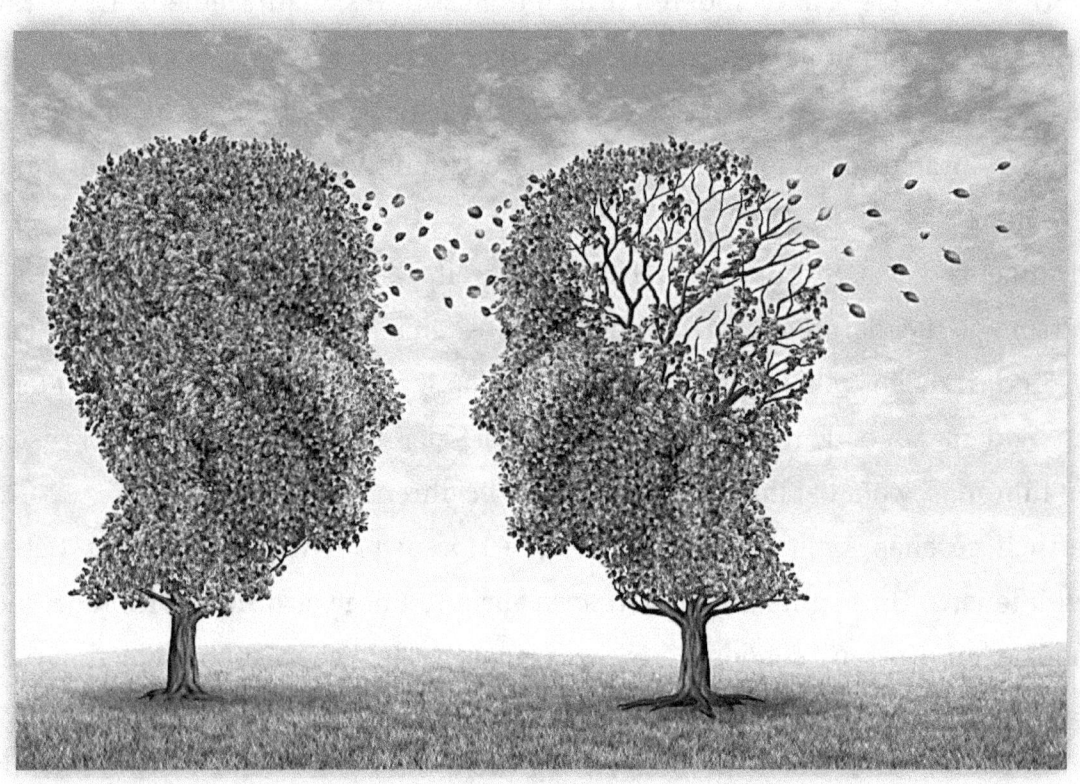

Nutzen von Aktivitäten

Die Personalisierung von Aktivitäten ist ein wesentlicher Aspekt der Pflege und Betreuung von Menschen mit Demenz. Indem wir die individuellen Vorlieben, die Lebensgeschichte und die verbleibenden Fähigkeiten jedes Einzelnen berücksichtigen, können wir nicht nur ihre Lebensqualität verbessern, sondern auch ihr Wohlbefinden und ihre Selbstständigkeit fördern. Dieses Kapitel befasst sich damit, wie maßgeschneiderte Aktivitäten gezielt eingesetzt werden können, um den Alltag der Betroffenen zu bereichern und ihnen ein Gefühl von Normalität und Zufriedenheit zu vermitteln.

Die Notwendigkeit, Aktivitäten an die individuellen Bedürfnisse anzupassen, ergibt sich aus der einzigartigen Art und Weise, wie jede Person die Krankheit erlebt. Während einige vielleicht noch lange in der Lage sind, komplexe Aufgaben zu bewältigen, benötigen andere früher Unterstützung bei grundlegenden Alltagsaktivitäten. Daher ist es von entscheidender Bedeutung, dass Pflegekräfte und Angehörige lernen, sorgfältig zu beobachten und zu verstehen, welche Arten von Aktivitäten am besten zu den Fähigkeiten und Vorlieben der Betroffenen passen.

Ein wesentlicher Schritt in der Personalisierung ist das Kennenlernen der persönlichen Geschichte der Betroffenen. Dies kann Informationen über ihre berufliche Laufbahn, Hobbys, Lieblingsmusik oder wichtige Lebensereignisse umfassen. Solche Informationen sind nicht nur hilfreich, um Aktivitäten zu gestalten, die ihnen Freude bereiten, sondern auch um Verbindungen zu ihrer Vergangenheit herzustellen, was besonders bei Menschen mit Gedächtnisverlust von großer Bedeutung ist.

Ein weiterer wichtiger Aspekt ist die Anpassung der Umgebung, in der die Aktivitäten stattfinden. Eine ruhige, wohlorganisierte Umgebung kann dazu beitragen, Angstzustände zu reduzieren und die Konzentration der Betroffenen zu fördern. Ebenso kann die Anpassung der Tageszeit, zu der Aktivitäten durchgeführt werden, eine wichtige Rolle spielen, da viele Menschen mit Demenz zu bestimmten Tageszeiten aktiver und aufnahmefähiger sind.

Die Entwicklung von Aktivitäten erfordert auch Kreativität und Flexibilität seitens der Pflegenden. Beispielsweise kann das Malen oder Zeichnen eine wunderbare Möglichkeit für Betroffene sein, sich auszudrücken, auch wenn sie vielleicht nicht mehr in der Lage sind, sich verbal zu äußern. Musiktherapie kann ebenfalls sehr wirkungsvoll sein, da Musik tief verankerte Erinnerungen und Emotionen hervorrufen kann, die sonst schwer zugänglich sind.

Es ist ebenfalls wichtig, dass Aktivitäten eine gewisse Struktur bieten, jedoch nicht so rigide sind, dass sie Stress oder Frustration verursachen. Die Balance zu finden, bei der die Betroffenen sich gefordert, aber nicht überfordert fühlen, ist entscheidend für den Erfolg der personalisierten

Aktivitäten. Dabei sollte stets darauf geachtet werden, dass die Betroffenen in den Prozess der Entscheidungsfindung einbezogen werden, soweit dies möglich ist. Dies stärkt ihr Gefühl der Autonomie und Selbstwirksamkeit.

Die kontinuierliche Evaluation und Anpassung der Aktivitäten ist ebenso wichtig. Was heute funktioniert, ist möglicherweise morgen nicht mehr angemessen, da sich der Zustand der Betroffenen verändern kann. Regelmäßige Bewertungen helfen dabei, die Aktivitäten so anzupassen, dass sie weiterhin den Bedürfnissen und Fähigkeiten der Personen entsprechen.

KAPITEL 2: AKTIVITÄTSPRINZIPIEN FÜR DEMENZKRANKE

Strukturierung der Umgebung

Die Gestaltung einer anregenden, sicheren und unterstützenden Umgebung spielt eine entscheidende Rolle in der Betreuung von Menschen mit Demenz. Eine wohl durchdachte Umgebung kann nicht nur die Selbstständigkeit fördern, sondern auch das Wohlbefinden steigern und potenzielle Stressfaktoren minimieren. In diesem Abschnitt erörtern wir, wie die Strukturierung der Umgebung gezielt eingesetzt werden kann, um den Alltag von Demenzkranken positiv zu beeinflussen.

Die Umgebung für Personen mit Demenz sollte so gestaltet sein, dass sie deren Fähigkeiten entspricht und gleichzeitig Herausforderungen minimiert. Dies bedeutet, dass die physische Umgebung klar, übersichtlich und frei von unnötigen Hindernissen sein sollte. Eine gut strukturierte Umgebung hilft, Verwirrung zu reduzieren und kann die Orientierung erleichtern, was besonders wichtig ist, da viele Betroffene im Laufe der Zeit räumliche und zeitliche Orientierungsschwierigkeiten entwickeln.

Die Anordnung der Möbel sollte so erfolgen, dass ausreichend Platz für Bewegung vorhanden ist, ohne dass die Gefahr besteht, zu stolpern oder sich zu verletzen. Gleichzeitig ist es wichtig, eine gemütliche und einladende Atmosphäre zu schaffen, die den Betroffenen ein Gefühl von Zuhause und Sicherheit vermittelt. Dies kann durch die Verwendung bekannter Gegenstände aus dem Leben der Betroffenen wie Fotos, Lieblingsbücher oder Erinnerungsstücke unterstützt werden.

Beleuchtung spielt ebenfalls eine wesentliche Rolle. Eine angemessene Beleuchtung kann dazu beitragen, Sichtprobleme zu minimieren, die bei Demenzkranken häufig auftreten. Insbesondere sollte darauf geachtet werden, dass die Beleuchtung gleichmäßig ist und keine harten Schatten wirft, die zu Fehlinterpretationen oder Stürzen führen können.

Farben und Kontraste sind nicht zu unterschätzen, denn sie können helfen, bestimmte Bereiche oder Gegenstände hervorzuheben. So kann zum Beispiel die Verwendung kontrastreicher Farben bei Türgriffen, Lichtschaltern und Möbelkanten die Selbstständigkeit fördern, indem sie die Benutzung dieser Elemente intuitiver macht.

Akustische Umgebungsbedingungen müssen ebenfalls berücksichtigt werden. Eine Umgebung, die zu laut ist oder in der es viele unerwartete Geräusche gibt, kann bei Menschen mit Demenz Angst und Stress auslösen. Andererseits kann eine zu stille Umgebung auch desorientierend wirken. Hier ist es von Vorteil, eine Balance zu finden und eventuell sanfte, beruhigende Hintergrundmusik zu nutzen, die sich positiv auf die Stimmung auswirken kann.

Ein weiterer wichtiger Aspekt ist die Sicherheit in der Umgebung. Sicherheitsmaßnahmen wie Rauchmelder, rutschfeste Fußböden und ausreichend gesicherte Fenster und Türen sind unerlässlich, um das Risiko von Unfällen zu minimieren. Zusätzlich sollten Gefahrenquellen wie lose Teppiche oder unnötige Kabel entfernt werden.

Die Strukturierung der Umgebung sollte auch regelmäßig überdacht werden, da sich die Bedürfnisse und Fähigkeiten von Menschen mit Demenz im Laufe der Zeit ändern können. Eine Anpassung der Umgebung an die aktuellen Fähigkeiten kann helfen, Frustration und Überforderung zu vermeiden und die Lebensqualität der Betroffenen zu erhalten.

PERSONALISIERUNG VON AKTIVITÄTEN

Die Integration von Outdoor-Aktivitäten in die Betreuung von Menschen mit Demenz ist von unschätzbarem Wert. Sie bietet nicht nur die Möglichkeit, frische Luft zu genießen und die Natur zu erleben, sondern trägt auch wesentlich zur körperlichen Gesundheit und zum emotionalen Wohlbefinden bei. In diesem Abschnitt erläutern wir, wie Aktivitäten im Freien gezielt genutzt werden können, um die Lebensqualität von Demenzkranken zu verbessern und ihnen Freude sowie ein Gefühl der Verbundenheit mit der Welt um sie herum zu vermitteln.

Die Vorteile von Aktivitäten im Freien sind vielfältig. Natürliches Licht, frische Luft und die visuelle Stimulation durch die Natur können sich positiv auf die Stimmung und das allgemeine Wohlbefinden auswirken. Studien zeigen, dass der regelmäßige Aufenthalt im Freien zur Reduzierung von Angstzuständen, Depressionen und Aggressionen beitragen kann, Symptome, die bei Demenz häufig auftreten. Zudem fördert die körperliche Bewegung in der Natur die Mobilität und kann dazu beitragen, die Muskelkraft zu erhalten und den allgemeinen Gesundheitszustand zu verbessern.

Die Planung und Durchführung von Outdoor-Aktivitäten sollte jedoch sorgfältig erfolgen, um sicherzustellen, dass sie den Bedürfnissen und Fähigkeiten der Betroffenen entsprechen. Einfache Spaziergänge in einem nahegelegenen Park, der Besuch eines Gartens oder sogar nur das Sitzen im Freien an einem sonnigen Tag können schon erheblich zur Lebensqualität
beitragen. Wichtig ist, dass solche Aktivitäten regelmäßig und in einer sicheren, gut zugänglichen Umgebung stattfinden.

Die Auswahl der Orte für Outdoor-Aktivitäten sollte mit Bedacht erfolgen. Gärten mit gesicherten Wegen und ohne potenzielle Gefahrenquellen wie offene Gewässer oder steile Hänge sind ideal. Ebenfalls sollte darauf geachtet werden, dass ausreichend Schattenplätze vorhanden sind, um den Betroffenen Schutz vor direkter Sonneneinstrahlung zu bieten und die Gefahr eines Hitzeschlags zu minimieren.

Es ist auch hilfreich, die Aktivitäten an die jeweilige Jahreszeit anzupassen. Im Frühling könnten leichte Gartenarbeiten wie das Pflanzen von Blumen oder das Füttern von Vögeln besonders ansprechend sein, während im Herbst das Sammeln von bunten Blättern oder das Beobachten von Wildtieren Freude bereiten kann. Solche Aktivitäten bieten nicht nur körperliche Betätigung, sondern auch sensorische Stimulation und die Chance, sich produktiv zu fühlen, was für Menschen mit Demenz äußerst wertvoll ist.

Die Begleitung durch Betreuungspersonen oder Familienmitglieder ist entscheidend, um Sicherheit zu gewährleisten und die Interaktion zu fördern. Eine unterstützende Begleitung kann die Kommunikation anregen und dazu beitragen, dass die Erlebnisse im Freien positiv und bereichernd sind. Dabei sollten die Begleitpersonen immer darauf achten, den Betroffenen genügend Zeit zu geben, die Umgebung auf ihre Weise zu erleben, ohne sie zu überfordern.

Des Weiteren ist es wichtig, die Reaktionen der Betroffenen auf die Aktivitäten im Freien genau zu beobachten und bei Bedarf Anpassungen vorzunehmen. Nicht jeder Mensch mit Demenz reagiert gleich auf bestimmte Umgebungen oder Aktivitäten. Manche könnten von bestimmten Orten oder der Anwesenheit vieler Menschen überwältigt sein, während andere in der Natur besonders aufblühen.

KAPITEL 3: KÖRPERLICHE AKTIVITÄTEN

Bewegungsübungen

Spaziergang im Sinnesgarten

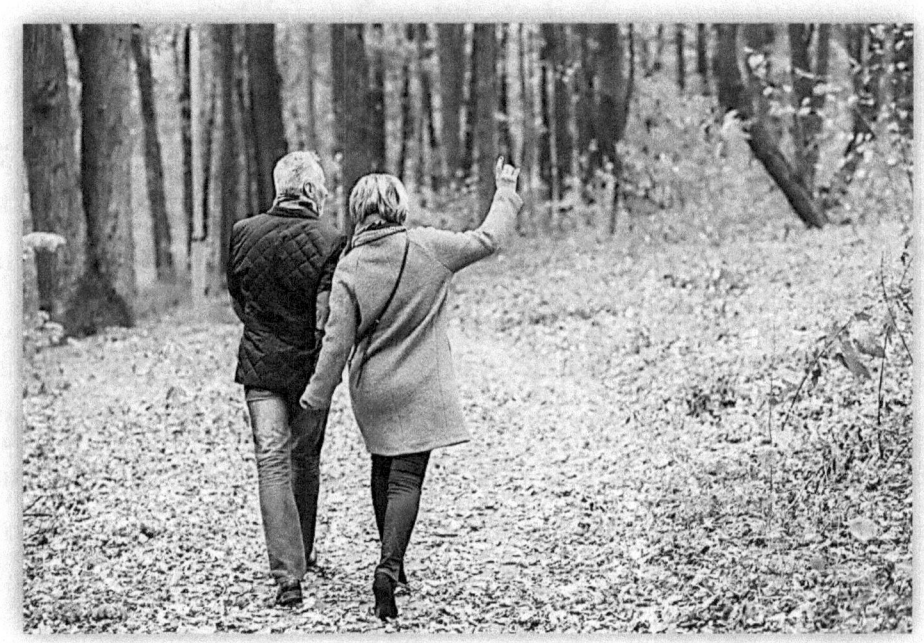

- **Dauer:** 30 Minuten
- **Benötigtes Material:** Ggf. Gehstock oder Rollator, bequeme Schuhe
- **Vorgehensweise:** Führen Sie den Betroffenen durch einen Garten mit verschiedenen sensorisch anregenden Stationen wie duftenden Blumen, Rauschen von Windspielen oder visuell ansprechenden Farbkombinationen. Lassen Sie regelmäßige Pausen zu, um die Umgebung wahrzunehmen und zu interagieren.
- **Vorteile:** Stimuliert die Sinne, fördert die kognitive Verarbeitung und hilft bei der Stressreduktion.
- **Anmerkungen:** Achten Sie darauf, dass der Weg eben und sicher ist. Vermeiden Sie überfüllte Zeiten, um eine Überstimulation zu verhindern.

MUSKELDEHNUNG MIT THERAPEUTISCHEM TOUCH

- **Dauer:** 20 Minuten
- **Benötigtes Material:** Eine Matte oder ein weicher Stuhl
- **Vorgehensweise:** Leiten Sie den Teilnehmer an, verschiedene sanfte Dehnübungen durchzuführen, während Sie leicht den Druck Ihrer Hände auf die dehnenden Muskelpartien anwenden, um das Bewusstsein und die Entspannung zu fördern. Konzentrieren Sie sich auf Nacken, Schultern und Arme.
- **Vorteile:** Fördert die Durchblutung, reduziert Muskelsteifheit und unterstützt das körperliche Wohlbefinden.
- **Anmerkungen:** Achten Sie darauf, dass alle Bewegungen langsam und mit geringem Widerstand durchgeführt werden, um Verletzungen zu vermeiden.

GLEICHGEWICHTSTRAINING MIT VISUELLER HILFE

- **Dauer:** 15 Minuten
- **Benötigtes Material:** Balance-Pad, Wand oder Stuhl zur Unterstützung
- **Vorgehensweise:** Platzieren Sie visuelle Hilfsmittel wie ein Ziel oder ein Bild auf Augenhöhe und ermutigen Sie den Teilnehmer, dieses anzusehen, während er einfache Balance-Übungen auf dem Pad ausführt. Assistieren Sie bei Bedarf.
- **Vorteile:** Verbessert das Gleichgewicht, stärkt die Beinmuskulatur und erhöht die kognitive Stimulation durch visuelle Fokussierung.
- **Anmerkungen:** Sicherstellen, dass die Übung in einer sicheren Umgebung durchgeführt wird, um Stürze zu verhindern.

INTERAKTIVES WERFEN UND FANGEN

- **Dauer:** 15 Minuten
- **Benötigtes Material:** Weiche Bälle oder mit Sand gefüllte Socken
- **Vorgehensweise:** Sitzen Sie gegenüber dem Teilnehmer und werfen Sie ihm langsam den Ball oder die Socke zu. Fordern Sie ihn auf, den Gegenstand zu fangen und zurückzuwerfen. Steigern Sie allmählich das Tempo, passend zur Reaktion und den Fähigkeiten des Teilnehmers.
- **Vorteile:** Steigert die Hand-Augen-Koordination, fördert die körperliche Aktivität und die Reaktionsfähigkeit.
- **Anmerkungen:** Beginnen Sie mit kurzen Distanzen und vergrößern Sie diese langsam, um den Schwierigkeitsgrad anzupassen.

KOGNITIVE STIMULATION DURCH BEWEGUNG

- **Dauer:** 20 Minuten
- **Benötigtes Material:** Verschiedene Objekte mit unterschiedlichen Texturen
- **Vorgehensweise:** Integrieren Sie kognitive Aufgaben in körperliche Bewegung, indem Sie den Teilnehmer bitten, während einer leichten körperlichen Aktivität wie dem Gehen oder Balancieren Objekte zu identifizieren und zu beschreiben. Zum Beispiel könnte er die Textur eines Gegenstandes fühlen und benennen, während er auf einem markierten Pfad geht.
- **Vorteile:** Unterstützt die Multitasking-Fähigkeit, fördert sowohl die mentale als auch die physische Gesundheit.
- **Anmerkungen:** Passen Sie die Schwierigkeit der Aufgaben an die kognitive Kapazität des Teilnehmers an, um Überforderung zu vermeiden und Engagement zu fördern.

PFAD DER DÜFTE

- **Dauer:** 25 Minuten

- **Benötigtes Material:** Verschiedene natürliche Materialien wie Lavendel, Rosmarin, frische Minze

- **Vorgehensweise:** Erstellen Sie einen "Duftpfad" mit verschiedenen Stationen, an denen die Teilnehmer die Materialien riechen und erkennen können. Leiten Sie die Teilnehmer entlang des Pfades und lassen Sie sie an jeder Station innehalten, um die Düfte zu erleben.

- **Vorteile:** Stimuliert die Sinne und die Erinnerung, fördert die Entspannung und das emotionale Wohlbefinden.

- **Anmerkungen:** Achten Sie darauf, dass alle verwendeten Materialien allergenfrei sind und keine Reizungen verursachen.

AQUAGYMNASTIK

- **Dauer:** 30 Minuten

- **Benötigtes Material:** Zugang zu einem flachen Pool, Schwimmhilfen

- **Vorgehensweise:** Führen Sie unter Anleitung einfache wasserbasierte Übungen durch, die sanft die Muskeln stärken und die Beweglichkeit fördern, ohne die Gelenke zu belasten.

- **Vorteile:** Schont die Gelenke, verbessert die Muskelkraft und -flexibilität, fördert die kardiovaskuläre Gesundheit.

- **Anmerkungen:** Stellen Sie sicher, dass immer eine Aufsichtsperson anwesend ist und die Wassertiefe für alle Teilnehmer sicher ist.

SEILTANZ-IMITATION

- **Dauer:** 20 Minuten
- **Benötigtes Material:** Ein langes, flaches Band, das sicher am Boden befestigt ist
- **Vorgehensweise:** Fordern Sie die Teilnehmer auf, vorsichtig entlang des Bandes zu gehen, das als "Seil" dient, um ihre Balance und Konzentration zu testen.
- **Vorteile:** Verbessert Gleichgewicht und Koordination, stärkt die Beinmuskulatur.
- **Anmerkungen:** Sorgen Sie für eine sichere Umgebung, indem Sie das Band auf einer rutschfesten Unterlage platzieren und Unterstützung anbieten.

TAI-CHI FÜR ANFÄNGER

- **Dauer:** 20 Minuten
- **Benötigtes Material:** Bequeme Kleidung und eine ruhige, offene Fläche
- **Vorgehensweise:** Leiten Sie einfache Tai-Chi-Bewegungen an, die speziell für Anfänger und Menschen mit eingeschränkter Mobilität angepasst sind.
- **Vorteile:** Fördert die mentale Klarheit und Konzentration, verbessert die Flexibilität und das körperliche Gleichgewicht.
- **Anmerkungen:** Führen Sie die Bewegungen langsam und mit Bedacht durch, um Überanstrengung zu vermeiden und den Teilnehmern Zeit zum Lernen zu geben.

GEDÄCHTNISLAUF

- **Dauer:** 15 Minuten
- **Benötigtes Material:** Kleine Schilder mit einfachen Worten oder Bildern, die entlang eines Weges platziert werden
- **Vorgehensweise:** Die Teilnehmer gehen einen markierten Weg entlang und müssen sich an die Reihenfolge der Schilder erinnern, die sie entlang des Weges sehen.
- **Vorteile:** Kombiniert physische Aktivität mit kognitiver Herausforderung, verbessert das Gedächtnis und die Aufmerksamkeit.
- **Anmerkungen:** Stellen Sie sicher, dass der Weg sicher und frei von Hindernissen ist, um die Gefahr von Stürzen zu minimieren.

PARCOURS DER SANFTEN BEWEGUNG

- **Dauer:** 25 Minuten
- **Benötigtes Material:** Kleine Hütchen, weiche Matten, verschiedene Texturen (wie Gras, Sand, weiche Teppiche) sicher ausgelegt
- **Vorgehensweise:** Errichten Sie einen einfachen Bewegungsparcours, der verschiedene Oberflächen und leichte Hindernisse umfasst. Die Teilnehmer gehen unter Anleitung und Überwachung durch den Parcours, wobei sie unterschiedliche Texturen unter ihren Füßen spüren und leichte Bewegungsaufgaben ausführen, wie das Umgehen von Hütchen oder das sanfte Heben der Beine.
- **Vorteile:** Steigert die körperliche Koordination und das Bewusstsein für die Umgebung, stimuliert die sensorische Wahrnehmung.
- **Anmerkungen:** Überwachen Sie die Teilnehmer ständig, um sicherzustellen, dass sie sich sicher und wohl fühlen. Passen Sie den Parcours an die individuellen Fähigkeiten der Teilnehmer an.

Skulpturen-Pose

- **Dauer:** 20 Minuten
- **Benötigtes Material:** Stühle für Unterstützung, ruhige Musik
- **Vorgehensweise:** Die Teilnehmer versuchen, verschiedene Posen oder Statuen nachzustellen, die zuvor auf Bildern gezeigt wurden. Diese Aktivität wird durch entspannende Musik begleitet, und die Teilnehmer werden ermutigt, die Pose einige Sekunden zu halten, um Balance und Konzentration zu fördern.
- **Vorteile:** Verbessert Gleichgewicht und Flexibilität, fördert die kognitive Verarbeitung durch das Nachahmen visueller Vorlagen.
- **Anmerkungen:** Achten Sie darauf, dass jeder Teilnehmer einen Stuhl oder eine andere Stütze in Reichweite hat, um das Risiko eines Sturzes zu minimieren.

Schattenboxen

- **Dauer:** 15 Minuten
- **Benötigtes Material:** Keines
- **Vorgehensweise:** Unter Anleitung führen die Teilnehmer sanfte Boxschläge gegen einen imaginären Gegner aus. Die Bewegungen werden langsam und mit Betonung auf der Form durchgeführt, um Überanstrengung zu vermeiden.
- **Vorteile:** Steigert die Herzfrequenz sicher, verbessert die Koordination und Agilität.
- **Anmerkungen:** Stellen Sie sicher, dass genügend Platz zwischen den Teilnehmern ist, um unbeabsichtigte Kontakte zu vermeiden.

GESCHICHTENWANDERUNG

- **Dauer:** 30 Minuten
- **Benötigtes Material:** Wegmarkierungen mit einfachen Worten oder Phrasen, Notizbuch für Begleiter
- **Vorgehensweise:** Auf einem kurzen Spaziergang folgen die Teilnehmer einem Pfad mit Wegmarkierungen, auf denen Worte oder kurze Sätze stehen. An jeder Station hält die Gruppe inne, und die Teilnehmer werden ermutigt, eine kleine Geschichte oder Idee zu erzählen, die sich um das gelesene Wort oder die Phrase dreht.
- **Vorteile:** Fördert die kreative und kognitive Stimulation, verbessert die soziale Interaktion und die Gehfähigkeit.
- **Anmerkungen:** Der Begleiter notiert die Geschichten oder Ideen, um sie später in einer Gruppensitzung zu teilen, was das Gemeinschaftsgefühl stärkt.

BOCCIA MIT LEICHTEN BÄLLEN

- **Dauer:** 20 Minuten
- **Benötigtes Material:** Boccia-Set mit leichten Bällen, markierte Spielzone
- **Vorgehensweise:** Die Teilnehmer spielen Boccia in einem klar definierten Bereich. Sie werden angeleitet, die Bälle so nah wie möglich an einem Zielball zu platzieren. Die Aktivität wird angepasst, indem leichtere Bälle verwendet werden, die einfacher zu werfen sind.
- **Vorteile:** Verbessert die motorischen Fähigkeiten und die Präzision, fördert die soziale Interaktion.
- **Anmerkungen:** Überprüfen Sie die Sicherheit der Spielzone, stellen Sie sicher, dass der Boden eben und rutschfest ist.

ENTSPANNTES RADFAHREN AUF DEM THERAPIEFAHRRAD

- **Dauer:** 20 Minuten
- **Benötigtes Material:** Ein stationäres Therapiefahrrad
- **Vorgehensweise:** Positionieren Sie den Teilnehmer auf einem stationären Therapiefahrrad. Stellen Sie sicher, dass der Sitz und die Pedale richtig eingestellt sind, um eine bequeme Sitzposition zu gewährleisten. Beginnen Sie mit einer sehr niedrigen Widerstandseinstellung. Ermutigen Sie den Teilnehmer, in einem gemütlichen, stabilen Tempo zu treten, das keine Überanstrengung verursacht. Die Übung sollte unter ständiger Aufsicht durchgeführt werden, um sofortige Unterstützung zu gewährleisten, falls der Teilnehmer müde wird oder Schwierigkeiten hat.
- **Vorteile:** Fördert die kardiovaskuläre Gesundheit, stärkt die Beinmuskeln und verbessert die Ausdauer. Die gleichmäßige Bewegung unterstützt zudem die Gelenkflexibilität und kann beruhigend wirken.
- **Anmerkungen:** Achten Sie darauf, dass das Therapiefahrrad stabil und sicher ist. Überprüfen Sie vor jeder Nutzung, ob alle Komponenten fest und funktionsfähig sind, um die Sicherheit des Teilnehmers zu gewährleisten.

ACHTSAMKEITS-SPAZIERGANG

- **Dauer:** 25 Minuten
- **Benötigtes Material:** Ein sicherer, ruhiger Park oder Gartenweg
- **Vorgehensweise:** Führen Sie den Teilnehmer durch einen ruhigen Park oder Garten. Instruktionen sollten darauf abzielen, die Achtsamkeit zu fördern, indem der Teilnehmer angewiesen wird, die Aufmerksamkeit auf die Empfindungen seiner Füße beim Kontakt mit dem Boden zu richten, die Geräusche der Natur wahrzunehmen, die verschiedenen Düfte der Umgebung zu riechen und die Farben und Formen der Umgebung zu beobachten. Halten Sie gelegentlich an, um spezifische Details in der Natur zu besprechen oder tief durchzuatmen, was die sensorische Erfahrung vertieft und die geistige Präsenz fördert.
- **Vorteile:** Steigert das körperliche Wohlbefinden durch sanfte Bewegung, fördert die geistige Klarheit und Stressreduktion durch Achtsamkeitspraxis. Unterstützt die emotionale Verbindung mit der Umwelt und kann das Gefühl der Zufriedenheit erhöhen.
- **Anmerkungen:** Wählen Sie für diesen Spaziergang eine Zeit aus, in der der Park oder Garten relativ leer ist, um Überstimulation zu vermeiden. Stellen Sie sicher, dass der Weg frei von Hindernissen ist und überwachen Sie den Teilnehmer kontinuierlich, um Unterstützung zu bieten und sicherzustellen, dass er sich nicht überanstrengt.

Aktivitäten im Freien

Natur-Erkundungsspiel

- **Dauer:** 30 Minuten
- **Benötigtes Material:** Gegenstände aus der Natur (Blätter, Steine, Blumen), Taschen oder Körbe
- **Vorgehensweise:** Die Teilnehmer erhalten die Aufgabe, bestimmte natürliche Gegenstände zu sammeln, die zuvor auf Bildern gezeigt oder beschrieben wurden. Die Suche soll in einem begrenzten, sicheren Bereich stattfinden. Begleiter helfen bei der Identifikation und sammeln der Gegenstände.
- **Vorteile:** Fördert die motorischen Fähigkeiten, die kognitive Flexibilität durch das Erkennen und Kategorisieren von Objekten und bietet eine sensorische Stimulation durch den Kontakt mit verschiedenen Texturen und Formen.
- **Anmerkungen:** Achten Sie darauf, dass alle Gegenstände sicher und nicht giftig sind. Der Bereich sollte frei von potenziellen Gefahren wie tiefem Wasser oder steilen Abhängen sein.

Geführter Sinnesweg

- **Dauer:** 20 Minuten
- **Benötigtes Material:** Ein vorbereiteter Weg mit Stationen, die verschiedene Sinneserlebnisse bieten (z.B. riechende Kräuter, Windspiele, Tastboxen mit Naturmaterialien)
- **Vorgehensweise:** Die Teilnehmer werden entlang des Weges geführt, an jeder Station halten sie inne, um die spezifischen Sinneserlebnisse zu erfahren. Begleiter erklären die Stationen und unterstützen die Interaktion.
- **Vorteile:** Verbessert die sensorische Wahrnehmung und Aufmerksamkeit, regt die Erinnerung und das Wohlbefinden an.
- **Anmerkungen:** Der Weg sollte eben und gut begehbar sein. Stellen Sie sicher, dass jede Station klar gekennzeichnet und sicher ist.

GARTEN-YOGA

- **Dauer:** 25 Minuten
- **Benötigtes Material:** Yoga-Matten oder weiche Handtücher, tragbarer Musikspieler für entspannende Musik
- **Vorgehensweise:** Einfache Yoga-Posen werden im Freien, vorzugsweise in einem ruhigen Garten, durchgeführt. Die Bewegungen sind langsam und jeder Pose wird Zeit gegeben, damit die Teilnehmer die Stellung fühlen und halten können.
- **Vorteile:** Verbessert Flexibilität und Gleichgewicht, reduziert Stress und fördert das allgemeine Wohlbefinden.
- **Anmerkungen:** Achten Sie darauf, dass der Untergrund stabil und rutschfest ist. Passen Sie die Posen an die Fähigkeiten der Teilnehmer an, um Überdehnungen zu vermeiden.

VOGELBEOBACHTUNG UND -ERKENNUNG

- **Dauer:** 35 Minuten
- **Benötigtes Material:** Ferngläser, Vogelerkennungsbücher oder -karten, Notizblöcke
- **Vorgehensweise:** Die Teilnehmer werden angewiesen, bestimmte Vogelarten zu beobachten und zu identifizieren, die in der Gegend vorkommen. Informationen zu den Vögeln werden vorgelesen und die Beobachtungen notiert.
- **Vorteile:** Fördert die Konzentration und das Gedächtnis, bietet eine ruhige und entspannende Aktivität, die auch das Interesse an der Natur und Umweltbildung steigert.
- **Anmerkungen:** Stellen Sie sicher, dass ein ruhiger Beobachtungsort gewählt wird und die Teilnehmer bequem sitzen oder stehen können.

Pfad der Balance

- **Dauer:** 20 Minuten
- **Benötigtes Material:** Balance-Tools wie Balken, unterstützende Seile, weiche Unterlagen
- **Vorgehensweise:** Ein einfacher Balancierpfad wird aufgebaut, den die Teilnehmer unter Anleitung und mit Unterstützung durchlaufen. Ziel ist es, das Gleichgewicht zu halten und den gesamten Pfad abzuschließen.
- **Vorteile:** Stärkt die Muskulatur, fördert die Koordination und das Gleichgewicht.
- **Anmerkungen:** Sorgen Sie für eine sichere Umgebung, indem Sie weiche Unterlagen zur Sturzprävention verwenden und stets Unterstützung anbieten.

Spaziergang mit Hindernissen

- **Dauer:** 30 Minuten
- **Benötigtes Material:** Kleine, sichere Hindernisse wie Kegel, weiche Barrieren, und farbige Markierungen.
- **Vorgehensweise:** Legen Sie einen einfachen Parcours im Freien mit verschiedenen kleinen Hindernissen aus. Die Teilnehmer werden angeleitet, den Parcours zu durchlaufen, wobei sie einfache Aufgaben wie das Umrunden eines Kegels oder das Übersteigen einer weichen Barriere ausführen müssen. Der Weg sollte klar gekennzeichnet und die Hindernisse sicher sein, um das Risiko von Stürzen zu minimieren.
- **Vorteile:** Fördert die motorischen Fähigkeiten, die Beweglichkeit und das räumliche Bewusstsein.
- **Anmerkungen:** Stellen Sie sicher, dass der Untergrund eben und die Hindernisse stabil sind. Überwachen Sie die Aktivität, um schnelle Hilfe leisten zu können.

WASSER-AEROBIC IM FLACHEN POOL

- **Dauer:** 20 Minuten

- **Benötigtes Material:** Schwimmbad mit flachem Wasser, Wassernudeln oder Schwimmringe für Unterstützung.

- **Vorgehensweise:** Führen Sie eine Wasser-Aerobic-Sitzung in einem flachen Pool durch. Nutzen Sie Wassernudeln oder Schwimmringe, um den Teilnehmern zusätzliche Unterstützung zu bieten. Die Übungen sollten einfach und leicht zu folgen sein, wie sanftes Treten im Wasser oder Armkreisen.

- **Vorteile:** Schonend für die Gelenke, verbessert die Muskelkraft und Ausdauer, fördert das allgemeine Wohlbefinden durch das angenehme Gefühl des Wassers.

- **Anmerkungen:** Achten Sie darauf, dass immer eine Aufsichtsperson anwesend ist und dass die Wassertiefe sicher für alle Teilnehmer ist.

ACHTSAMES GÄRTNERN

- **Dauer:** 40 Minuten

- **Benötigtes Material:** Gartengeräte, die einfach zu handhaben sind, wie kleine Schaufeln oder Gießkannen, Pflanzen, Erde.

- **Vorgehensweise:** Leiten Sie die Teilnehmer an, bestimmte Pflanzen zu pflanzen oder sich um einen kleinen Gartenbereich zu kümmern. Konzentrieren Sie sich auf die sensorischen Erfahrungen wie das Fühlen der Erde und das Riechen der Pflanzen. Erklären Sie jeden Schritt langsam und deutlich und unterstützen Sie bei Bedarf.

- **Vorteile:** Fördert die Feinmotorik und sensorische Stimulation, bietet emotionale Entspannung und ein Gefühl der Leistung.

- **Anmerkungen:** Stellen Sie sicher, dass alle Werkzeuge sicher und leicht zu handhaben sind. Passen Sie die Gartentätigkeiten an die Fähigkeiten der Teilnehmer an, um Überforderung zu vermeiden.

FREILUFT-MALSTUNDE

- **Dauer:** 30 Minuten

- **Benötigtes Material:** Große Blätter von Malpapier, Fingerfarben, einfache Rahmen zum Anlehnen der Papierblätter.

- **Vorgehensweise:** Organisieren Sie eine Malstunde im Freien, bei der die Teilnehmer dazu angeleitet werden, ihre Umgebung oder abstrakte Konzepte auf Papier festzuhalten. Fingerfarben sind ideal, da sie eine taktile Komponente hinzufügen und leicht zu verwenden sind.

- **Vorteile:** Stimuliert die Kreativität und sensorische Fähigkeiten, fördert die Feinmotorik und emotionale Ausdruckskraft.

- **Anmerkungen:** Wählen Sie einen schattigen, ruhigen Platz für die Malstunde. Stellen Sie sicher, dass die Farben ungiftig und sicher für die Verwendung durch ältere Menschen sind.

TIERGESTÜTZTE THERAPIE

- **Dauer:** 30 Minuten

- **Benötigtes Material:** Therapietiere (z.B. Hunde, Katzen), Tiertrainer oder Therapeut, Sicherheitsausrüstung.

- **Vorgehensweise:** Ein qualifizierter Therapeut führt eine Sitzung mit Therapietieren durch, bei der die Teilnehmer die Tiere unter Anleitung streicheln, füttern und mit ihnen interagieren können. Diese Sitzungen sollten in einem kontrollierten, sicheren Umfeld stattfinden.

- **Vorteile:** Fördert emotionales Wohlbefinden, reduziert Stress und Angst, verbessert die soziale Interaktion.

- **Anmerkungen:** Stellen Sie sicher, dass alle Tiere gesund, gut ausgebildet und für die Interaktion mit älteren Menschen geeignet sind. Überwachen Sie die Interaktionen, um sicherzustellen, dass sowohl die Tiere als auch die Teilnehmer sicher und komfortabel sind.

ORIENTIERUNGSLAUF

- **Dauer:** 35 Minuten

- **Benötigtes Material:** Einfache Landkarten, Marker, vorgegebene Checkpoints innerhalb eines sicheren, umzäunten Bereichs

- **Vorgehensweise:** Organisieren Sie einen einfachen Orientierungslauf, bei dem die Teilnehmer, unterstützt von Begleitern, einfache Karten verwenden, um zu verschiedenen Checkpoints zu navigieren. An jedem Punkt können kleine Aufgaben oder Fragen zu ihrer Umgebung gestellt werden, um das Engagement zu fördern.

- **Vorteile:** Fördert räumliches Bewusstsein und Problemlösungsfähigkeiten, verbessert das Gedächtnis und die körperliche Fitness.

- **Anmerkungen:** Stellen Sie sicher, dass der Parcours klar markiert und frei von Gefahren ist. Begleiter sollten immer in der Nähe sein, um Unterstützung zu bieten und sicherzustellen, dass sich niemand verirrt.

BAUM- UND PFLANZENERKENNUNG

- **Dauer:** 30 Minuten

- **Benötigtes Material:** Karten mit Bildern und Namen lokaler Bäume oder Pflanzen, Lupe

- **Vorgehensweise:** Führen Sie die Gruppe zu verschiedenen Bäumen oder Pflanzen und verwenden Sie die Karten, um diese zu identifizieren. Lassen Sie die Teilnehmer die Pflanzen betrachten und mit Hilfe einer Lupe Details untersuchen, um die sensorische Erfahrung zu vertiefen.

- **Vorteile:** Steigert das ökologische Bewusstsein und die Wertschätzung für die Natur, fördert die sensorische Stimulation und kognitive Funktion.

- **Anmerkungen:** Wählen Sie einen gut zugänglichen Pfad und stellen Sie sicher, dass alle Teilnehmer die Möglichkeit haben, sich die Pflanzen aus der Nähe anzusehen, ohne sich bücken zu müssen.

PICKNICK MIT ERZÄHLRUNDE

- **Dauer:** 45 Minuten

- **Benötigtes Material:** Picknickdecken, Kissen, einfache Snacks, Wasser, Bilder oder Gegenstände, die alte Erinnerungen wecken

- **Vorgehensweise:** Organisieren Sie ein Picknick im Freien, bei dem jeder Teilnehmer eingeladen wird, eine Geschichte zu einem mitgebrachten Bild oder Gegenstand zu erzählen. Stellen Sie Snacks und Wasser zur Verfügung, um eine gemütliche, gesellige Atmosphäre zu schaffen.

- **Vorteile:** Fördert soziale Interaktion und verbale Kommunikation, unterstützt das emotionale Wohlbefinden durch das Teilen von Erinnerungen.

- **Anmerkungen:** Achten Sie auf geeignete Schattenplätze und die Zugänglichkeit des Picknickortes, besonders für Teilnehmer mit eingeschränkter Mobilität.

FOTOGRAFIE-SPAZIERGANG

- **Dauer:** 40 Minuten

- **Benötigtes Material:** Digitalkameras oder Smartphones mit Kamerafunktion, Sicherheitsbänder für die Geräte

- **Vorgehensweise:** Führen Sie eine kleine Gruppe auf einem sicheren Weg und ermutigen Sie die Teilnehmer, Fotos von Dingen zu machen, die ihr Interesse wecken. Helfen Sie bei Bedarf mit den Kameras und diskutieren Sie die Bilder während und nach der Aktivität, um die Beobachtungsgabe und kreativen Fähigkeiten zu fördern.

- **Vorteile:** Verbessert die Feinmotorik und die visuelle Wahrnehmung, fördert Kreativität und gibt den Teilnehmern ein Gefühl der Selbstständigkeit.

- **Anmerkungen:** Stellen Sie sicher, dass die Verwendung der Kamera einfach ist und befestigen Sie die Geräte sicher an den Teilnehmern, um Verlust oder Beschädigung zu vermeiden.

KLANGTHERAPIE IM FREIEN

- **Dauer:** 25 Minuten

- **Benötigtes Material:** Eine Auswahl an einfachen Musikinstrumenten wie Trommeln, Maracas, eine sanft klingende Glocke

- **Vorgehensweise:** Setzen Sie sich mit den Teilnehmern in einen ruhigen, angenehmen Außenbereich und laden Sie sie ein, die Instrumente zu erkunden und sanfte, beruhigende Töne zu erzeugen. Fokussieren Sie sich auf den Klang und die Vibrationen, die durch die Instrumente entstehen.

- **Vorteile:** Fördert die auditive Stimulation, verbessert die Hand-Augen-Koordination und kann beruhigend und meditativ wirken.

- **Anmerkungen:** Wählen Sie Instrumente, die einfach zu handhaben sind und keine lauten, überwältigenden Geräusche produzieren, um eine überstimulierende Umgebung zu vermeiden.

Natur-Kunstwerkstatt

- **Dauer:** 40 Minuten

- **Benötigtes Material:** Natürliche Materialien wie Blätter, Zweige, Blumen, sichere Klebstoffe, große Papierbögen oder Leinwände

- **Vorgehensweise:** Sammeln Sie mit den Teilnehmern Materialien aus der Natur während eines kurzen Spaziergangs. Anschließend legen Sie die gesammelten Materialien auf einem großen Papierbogen oder einer Leinwand aus, um ein gemeinschaftliches Kunstwerk zu gestalten. Jeder Teilnehmer kann entscheiden, wo und wie seine gefundenen Materialien platziert werden sollen. Die fertigen Kunstwerke können als Dekoration genutzt oder den Teilnehmern geschenkt werden, um sie an die Aktivität zu erinnern.

- **Vorteile:** Fördert Kreativität und Feinmotorik, unterstützt die Entscheidungsfähigkeit und stärkt das Gemeinschaftsgefühl. Die Interaktion mit natürlichen Materialien bietet sensorische Stimulation.

- **Anmerkungen:** Stellen Sie sicher, dass alle Materialien sicher und frei von Giftstoffen sind. Vermeiden Sie kleine Teile, die verschluckt werden könnten. Die Aktivität sollte an einem gut zugänglichen und angenehmen Ort stattfinden.

TIERGESTÜTZTES BEWEGUNGSSPIEL

- **Dauer:** 30 Minuten

- **Benötigtes Material:** Therapietiere (zum Beispiel Hunde), Leinen, kleine, weiche Bälle, Hütchen zur Markierung

- **Vorgehensweise:** Unter Anleitung eines Therapeuten führen die Teilnehmer einfache Bewegungsübungen mit den Therapietieren durch. Dies kann das Werfen von Bällen für einen Hund oder das Führen eines Tieres um einen Parcours herum beinhalten. Die Interaktion mit den Tieren sollte sanft und unter ständiger Überwachung stattfinden, um Sicherheit für beide, Tier und Mensch, zu gewährleisten.

- **Vorteile:** Verbessert die motorischen Fähigkeiten und das Gleichgewicht, fördert die soziale Interaktion und emotionale Bindung. Die Anwesenheit der Tiere kann beruhigend wirken und das allgemeine Wohlbefinden steigern.

- **Anmerkungen:** Überprüfen Sie im Voraus die Eignung der Tiere für solche Aktivitäten und stellen Sie sicher, dass die Tiere gut trainiert und gesund sind. Jede Interaktion sollte in einem kontrollierten und sicheren Umfeld stattfinden.

KAPITEL 4: KOGNITIVE AKTIVITÄTEN

Gedächtnisspiele

Farbzuordnungsspiel

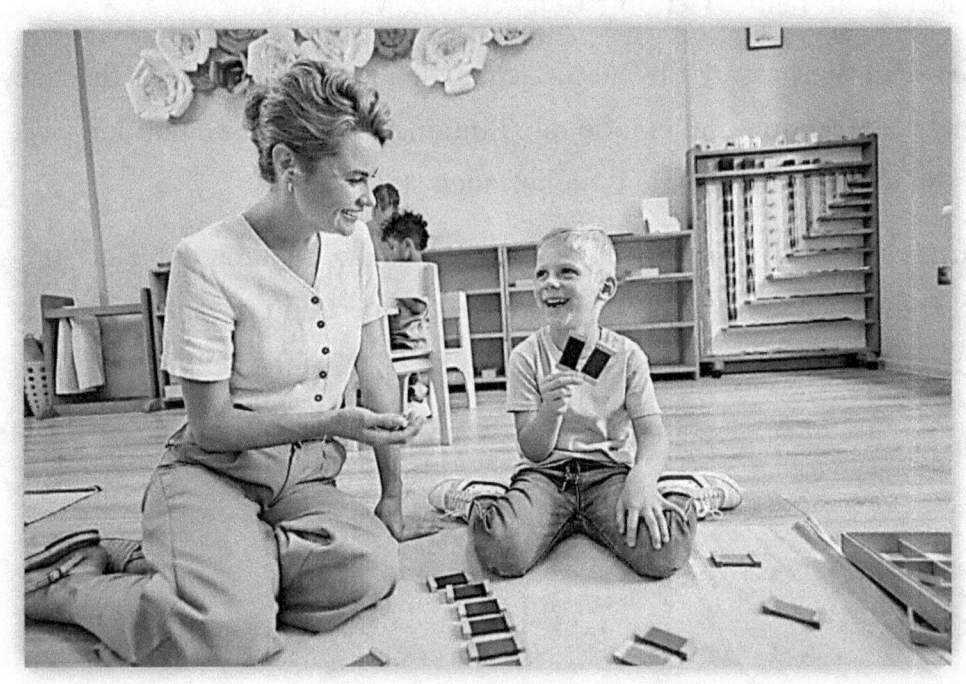

- **Dauer:** 15 Minuten

- **Benötigtes Material:** Verschiedenfarbige Karten oder Objekte

- **Vorgehensweise:** Legen Sie farbige Karten oder Objekte vor den Teilnehmer und bitten Sie ihn, Gegenstände gleicher Farbe zusammenzufügen. Die Aufgabe kann variiert werden, indem man die Anzahl der Farben oder die Ähnlichkeit der Schattierungen erhöht.

- **Vorteile:** Fördert die visuelle Wahrnehmung und das Kurzzeitgedächtnis. Unterstützt die Fähigkeit, Kategorien zu bilden und Unterscheidungen zu treffen.

- **Anmerkungen:** Achten Sie darauf, dass die Farben deutlich unterscheidbar sind. Für fortgeschrittene Stadien der Demenz sollten einfachere Aufgaben gewählt werden.

MUSIK-ERINNERUNGSSPIEL

- **Dauer:** 20 Minuten

- **Benötigtes Material:** Musikplayer, Auswahl alter und bekannter Lieder

- **Vorgehensweise:** Spielen Sie kurze Ausschnitte bekannter Lieder und bitten Sie die Teilnehmer, das Lied zu erkennen und, wenn möglich, etwas darüber zu erzählen oder den Text mitzusingen.

- **Vorteile:** Stimuliert das Langzeitgedächtnis und die Sprachfähigkeiten, bietet emotionale Beruhigung und stärkt die Identität.

- **Anmerkungen:** Wählen Sie Lieder aus, die für die jeweilige Altersgruppe und kulturellen Hintergrund der Teilnehmer bedeutungsvoll sind.

BILDERRÄTSEL

- **Dauer:** 25 Minuten

- **Benötigtes Material:** Puzzles mit großen, leicht handhabbaren Teilen, Bilder mit klaren, erkennbaren Motiven

- **Vorgehensweise:** Geben Sie den Teilnehmern Puzzles und helfen Sie ihnen bei Bedarf, die Teile zusammenzusetzen. Die Motive sollten bekannt sein und positive Assoziationen hervorrufen.

- **Vorteile:** Fördert die Problemlösungsfähigkeiten, die Hand-Augen-Koordination und das räumliche Denken.

- **Anmerkungen:** Achten Sie darauf, dass die Puzzleteile groß genug sind, um sie leicht greifen zu können und dass die Puzzles nicht zu viele Teile haben, um Überforderung zu vermeiden.

OBJEKT-VERSTECKSPIEL

- **Dauer:** 15 Minuten

- **Benötigtes Material:** Kleine Alltagsgegenstände, Tücher oder kleine Boxen zur Abdeckung

- **Vorgehensweise:** Zeigen Sie den Teilnehmern einige Gegenstände, decken Sie sie dann ab und bitten Sie die Teilnehmer, sich zu erinnern, was versteckt wurde. Variieren Sie die Anzahl der Gegenstände, um die Schwierigkeit anzupassen.

- **Vorteile:** Trainiert das Kurzzeitgedächtnis und die Aufmerksamkeit. Fördert die aktive Beteiligung und das Engagement.

- **Anmerkungen:** Beginnen Sie mit wenigen Objekten und steigern Sie die Anzahl schrittweise, je nach Fähigkeit der Teilnehmer.

NAMENSGEDÄCHTNISSPIEL

- **Dauer:** 20 Minuten

- **Benötigtes Material:** Namensschilder oder Fotos von Personen (kann auch das Personal oder andere Teilnehmer einschließen)

- **Vorgehensweise:** Zeigen Sie Fotos oder Namensschilder und bitten Sie die Teilnehmer, Namen mit den entsprechenden Gesichtern oder Details zu deren Persönlichkeit oder Rolle zu verbinden.

- **Vorteile:** Unterstützt das Gedächtnis für Namen und Gesichter, fördert soziale Fähigkeiten und das Gemeinschaftsgefühl.

- **Anmerkungen:** Nutzen Sie Bilder von Menschen, die den Teilnehmern bekannt sind, um positive Erinnerungen und Interaktionen zu fördern.

GESCHICHTENERZÄHLEN MIT REQUISITEN

- **Dauer:** 30 Minuten

- **Benötigtes Material:** Verschiedene Gegenstände oder Bilder, die eine Geschichte oder bestimmte Erinnerungen hervorrufen können

- **Vorgehensweise:** Legen Sie eine Auswahl von Gegenständen oder Bildern vor die Teilnehmer und bitten Sie sie, eine Geschichte zu erzählen, die durch einen der Gegenstände inspiriert wird. Die Geschichten können real oder erfunden sein. Unterstützen Sie die Teilnehmer, indem Sie einfache Fragen stellen oder Vorschläge machen.

- **Vorteile:** Fördert die sprachliche Ausdrucksfähigkeit, die Erinnerungsfähigkeit und die Kreativität. Stärkt das Selbstvertrauen und bietet eine Plattform für soziale Interaktion.

- **Anmerkungen:** Wählen Sie Gegenstände, die positiv besetzt sind und wahrscheinlich angenehme Erinnerungen hervorrufen. Achten Sie darauf, dass die Aktivität in einer ruhigen und unterstützenden Umgebung stattfindet.

KATEGORISIERUNGSSPIEL

- **Dauer:** 20 Minuten

- **Benötigtes Material:** Verschiedene Karten mit Bildern von Tieren, Lebensmitteln, Kleidungsstücken etc.

- **Vorgehensweise:** Geben Sie den Teilnehmern Karten und bitten Sie sie, diese in Kategorien zu sortieren. Zum Beispiel könnten alle Tiere in einer Gruppe und alle Lebensmittel in einer anderen sein. Ermutigen Sie die Teilnehmer, über jede Kategorie zu sprechen und warum sie bestimmte Objekte zusammengelegt haben.

- **Vorteile:** Verbessert das logische Denken und die organisatorischen Fähigkeiten. Unterstützt das Gedächtnis durch die Verbindung von Objekten mit Kategorien.

- **Anmerkungen:** Stellen Sie sicher, dass die Bilder groß und klar sind. Beginnen Sie mit wenigen Kategorien und erhöhen Sie die Anzahl, um die Herausforderung anzupassen.

SEQUENZIERUNGSSPIEL

- **Dauer:** 25 Minuten

- **Benötigtes Material:** Karten oder Blöcke mit Zahlen, Buchstaben oder einfachen Bildern, die eine logische Reihenfolge bilden können

- **Vorgehensweise:** Zeigen Sie eine Sequenz mit Elementen und bitten Sie die Teilnehmer, diese nachzubilden oder zu vervollständigen. Zum Beispiel kann eine einfache Zahlenfolge oder die Schritte eines Alltagsprozesses wie das Zubereiten von Tee dargestellt werden.

- **Vorteile:** Trainiert das Arbeitsgedächtnis und die Fähigkeit, Informationen zu ordnen und Sequenzen zu erkennen.

- **Anmerkungen:** Beginnen Sie mit einfachen Sequenzen und erhöhen Sie die Komplexität langsam. Bieten Sie Hilfe an und bestärken Sie die Teilnehmer in ihrem Erfolg.

FEHLERFINDUNGSSPIEL

- **Dauer:** 20 Minuten

- **Benötigtes Material:** Bilder oder Szenen, in denen bewusst Fehler oder Anachronismen eingebaut sind

- **Vorgehensweise:** Geben Sie den Teilnehmern die Bilder und bitten Sie sie, Unstimmigkeiten oder Fehler zu finden und zu benennen. Dies kann beispielsweise ein Winterszenario sein, in dem jemand Sommersachen trägt.

- **Vorteile:** Fördert die Aufmerksamkeit für Details und die visuelle Diskriminierung. Hilft bei der kognitiven Flexibilität und Problemlösung.

- **Anmerkungen:** Achten Sie darauf, dass die Fehler offensichtlich genug sind, um nicht zu Frustration zu führen. Ermutigen Sie die Teilnehmer, ihre Gedanken frei zu äußern.

GEDÄCHTNIS-MATCHING-SPIEL

- **Dauer:** 25 Minuten

- **Benötigtes Material:** Kartenpaare mit identischen Bildern, die gemischt und verdeckt ausgelegt werden

- **Vorgehensweise:** Teilnehmer sollen Paare von Bildern finden, indem sie zwei Karten umdrehen. Wenn die Bilder übereinstimmen, behalten sie die Karten, wenn nicht, werden die Karten wieder umgedreht.

- **Vorteile:** Verbessert das visuelle Gedächtnis und die Konzentrationsfähigkeit. Fördert zudem die Fähigkeit, sich an die Positionen der Karten zu erinnern.

- **Anmerkungen:** Stellen Sie sicher, dass die Bilder einfach und deutlich erkennbar sind. Passen Sie die Anzahl der Kartenpaare an die Fähigkeiten der Teilnehmer an, um Überforderung zu vermeiden.

LABYRINTH-RÄTSEL

- **Dauer:** 20 Minuten

- **Benötigtes Material:** Große Labyrinth-Vorlagen auf Papier oder ein digitales Tablet mit Labyrinth-App

- **Vorgehensweise:** Geben Sie jedem Teilnehmer eine Labyrinth-Vorlage und bitten Sie ihn, den Weg von einem Punkt zum anderen zu finden. Die Komplexität des Labyrinths kann je nach den Fähigkeiten der Teilnehmer angepasst werden.

- **Vorteile:** Fördert die Problemlösungsfähigkeiten und die Hand-Augen-Koordination. Unterstützt die Fokussierung und geistige Flexibilität.

- **Anmerkungen:** Stellen Sie sicher, dass die Labyrinthe groß genug sind, um leicht sichtbar zu sein. Bieten Sie Unterstützung an, um Frustration zu vermeiden, und loben Sie den Fortschritt, um das Selbstwertgefühl zu stärken.

HISTORISCHES ERKENNUNGSSPIEL

- **Dauer:** 25 Minuten

- **Benötigtes Material:** Fotos oder Gegenstände aus verschiedenen Jahrzehnten

- **Vorgehensweise:** Zeigen Sie den Teilnehmern verschiedene historische Fotos oder Gegenstände und bitten Sie sie, das Jahrzehnt oder den Kontext zu erraten, in dem sie verwendet wurden. Diskutieren Sie kurz über die Geschichte oder persönliche Erinnerungen, die damit verbunden sind.

- **Vorteile:** Stimuliert das Langzeitgedächtnis und fördert die Erzählfähigkeit. Hilft, persönliche Erinnerungen und historisches Wissen zu verknüpfen.

- **Anmerkungen:** Wählen Sie Objekte oder Bilder, die leicht erkennbar sind und wahrscheinlich positive Assoziationen wecken. Passen Sie die Schwierigkeit der Fragen an die Erinnerungsfähigkeit der Teilnehmer an.

WORTFINDUNGS-SPIEL

- **Dauer:** 15 Minuten

- **Benötigtes Material:** Karten mit Anfangsbuchstaben oder Kategorien

- **Vorgehensweise:** Geben Sie jedem Teilnehmer eine Karte mit einem Buchstaben oder einer Kategorie (zum Beispiel "Tiere"). Die Teilnehmer sollen dann Wörter finden, die mit dem Buchstaben beginnen oder zur Kategorie gehören.

- **Vorteile:** Verbessert die Sprachfähigkeiten und das schnelle Denken. Fördert die Kreativität und lexikalische Erinnerung.

- **Anmerkungen:** Ermutigen Sie die Teilnehmer, sich gegenseitig zu helfen, und schaffen Sie eine spielerische, stressfreie Atmosphäre.

"Ich packe meinen Koffer" Gedächtnisspiel

- **Dauer:** 20 Minuten
- **Benötigtes Material:** Keines
- **Vorgehensweise:** Ein Teilnehmer beginnt das Spiel mit dem Satz "Ich packe meinen Koffer und nehme mit..." und fügt einen Gegenstand hinzu. Der nächste Teilnehmer wiederholt den Satz und fügt einen weiteren Gegenstand hinzu, und so weiter.
- **Vorteile:** Trainiert das sequenzielle Gedächtnis und die Aufmerksamkeit. Fördert die soziale Interaktion und das Zuhören.
- **Anmerkungen:** Stellen Sie sicher, dass das Spiel in einem ruhigen Raum stattfindet, um die Konzentration zu erleichtern. Passen Sie das Tempo an die Gruppe an, um alle Teilnehmer einzubeziehen.

Reim-Wörter finden

- **Dauer:** 20 Minuten
- **Benötigtes Material:** Karten mit Startwörtern
- **Vorgehensweise:** Jeder Teilnehmer erhält eine Karte mit einem Wort. Die Aufgabe ist, so viele Reimwörter wie möglich zu finden. Alternativ kann der Spielleiter ein Wort sagen, und die Teilnehmer müssen Reime darauf bilden.
- **Vorteile:** Fördert die Sprachfähigkeiten und die phonologische Bewusstheit. Regt kreatives Denken und die Freude am Spiel mit Worten an.
- **Anmerkungen:** Wählen Sie einfache und vertraute Wörter als Startpunkte. Ermutigen Sie die Teilnehmer, sich gegenseitig zu unterstützen und die Vorschläge der anderen zu akzeptieren.

Assoziationskette

- **Dauer:** 20 Minuten

- **Benötigtes Material:** Karten mit Bildern, die verschiedene alltägliche Objekte, Tiere oder Aktivitäten zeigen

- **Vorgehensweise:** Legen Sie eine Auswahl von Bildkarten auf den Tisch. Ein Teilnehmer wählt eine Karte aus und erzählt eine kurze Geschichte oder einen Gedanken, den das Bild bei ihm auslöst. Der nächste Teilnehmer wählt eine weitere Karte, die in irgendeiner Weise mit der ersten Karte oder der erzählten Geschichte assoziiert werden kann, und fügt seine Geschichte hinzu. Dies setzt sich fort, wobei jeder Teilnehmer versucht, eine Verbindung zwischen den Bildern und den Geschichten herzustellen.

- **Vorteile:** Fördert die Kreativität und das assoziative Denken. Stärkt die sprachlichen Fähigkeiten und unterstützt die Erinnerungsfähigkeit durch die Verknüpfung von visuellen und verbalen Informationen.

- **Anmerkungen:** Achten Sie darauf, dass die Bilder groß und klar sind. Unterstützen Sie die Teilnehmer bei der Auswahl der Karten und beim Erzählen ihrer Geschichten, um sicherzustellen, dass jeder aktiv teilnehmen kann.

ZEITREISE-RÄTSEL

- **Dauer:** 30 Minuten

- **Benötigtes Material:** Fotografien oder Gegenstände aus verschiedenen Jahrzehnten, Zeitleiste an der Wand oder auf einem großen Papier

- **Vorgehensweise:** Präsentieren Sie eine Sammlung von Fotografien oder Gegenständen und eine Zeitleiste, die mehrere Jahrzehnte umfasst. Jeder Teilnehmer wählt einen Gegenstand oder ein Foto aus und versucht, es dem richtigen Jahrzehnt auf der Zeitleiste zuzuordnen. Diskutieren Sie dann, warum das Objekt oder das Foto zu dieser Zeit gehört und welche persönlichen oder historischen Ereignisse damit verbunden sein könnten.

- **Vorteile:** Verbessert das historische Bewusstsein und das Langzeitgedächtnis. Fördert die Diskussion und das soziale Engagement, während Teilnehmer ihre Erinnerungen und Wissen teilen.

- **Anmerkungen:** Stellen Sie sicher, dass die Zeitleiste gut sichtbar und die Bilder oder Objekte leicht zu handhaben sind. Ermutigen Sie die Teilnehmer, über ihre persönlichen Erinnerungen zu sprechen, die mit den Zeiten verbunden sind, um das Engagement und die Freude an der Aktivität zu erhöhen.

Kunst und Musik

Farbmisch-Magie

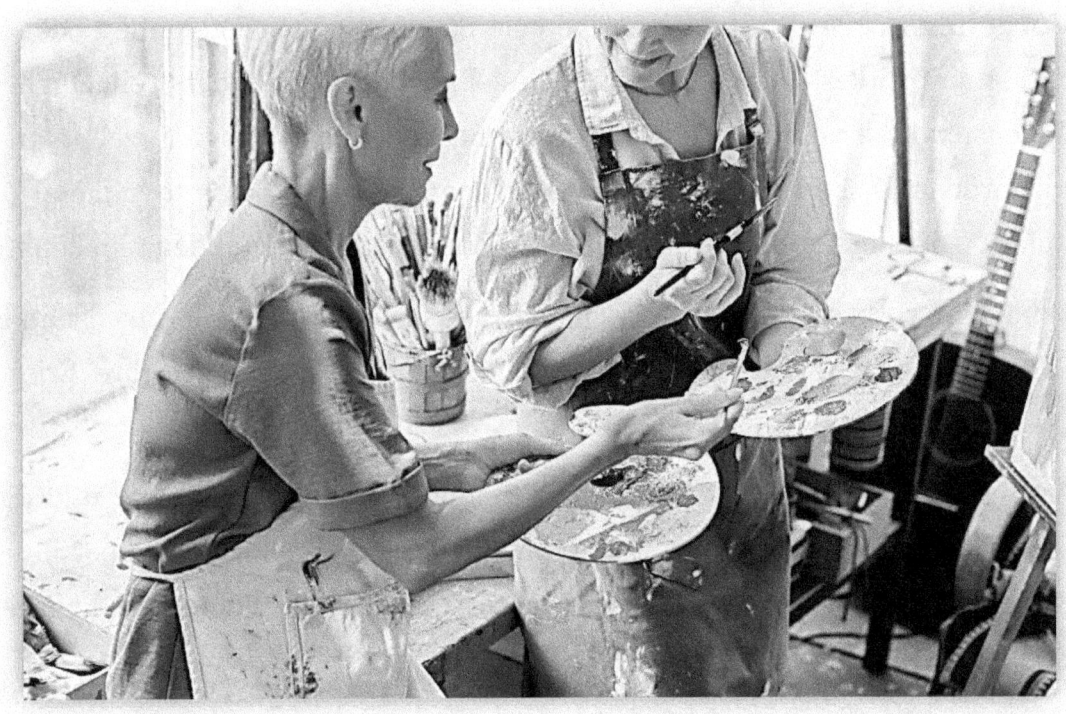

- **Dauer:** 30 Minuten
- **Benötigtes Material:** Wasserfarben, Pinsel, Papier, Wassergläser, Mischpalette
- **Vorgehensweise:** Die Teilnehmer erhalten grundlegende Farben von Wasserfarben und werden angeleitet, ihre eigenen Farben durch Mischen zu kreieren. Anschließend malen sie ein einfaches Bild mit den neu gemischten Farben.
- **Vorteile:** Fördert die Kreativität und Feinmotorik, hilft bei der Farberkennung und verbessert die Entscheidungsfindung.
- **Anmerkungen:** Stellen Sie sicher, dass der Arbeitsbereich gut abgedeckt ist und die Materialien für alle Teilnehmer leicht zugänglich sind. Ermutigen Sie die Teilnehmer, ihre Farbentscheidungen zu erklären, um die sprachliche Expression zu fördern.

RHYTHMUS-FINDUNG

- **Dauer:** 20 Minuten

- **Benötigtes Material:** Verschiedene einfache Perkussionsinstrumente (Trommeln, Maracas, Tamburine)

- **Vorgehensweise:** Jeder Teilnehmer erhält ein Instrument. Ein einfacher Rhythmus wird vorgespielt, und die Teilnehmer werden gebeten, diesen nachzuspielen. Wechseln Sie den Rhythmus, um die Übung anspruchsvoller zu gestalten.

- **Vorteile:** Verbessert das zeitliche Bewusstsein und die Hand-Augen-Koordination, fördert das auditive Verständnis und die soziale Kooperation.

- **Anmerkungen:** Achten Sie darauf, dass die Instrumente leicht zu handhaben sind und keine übermäßigen Lärmbelastungen entstehen.

ERZÄHL MIR EINE GESCHICHTE

- **Dauer:** 25 Minuten

- **Benötigtes Material:** Eine Sammlung von kunstvollen Bildkarten oder berühmten Gemälden

- **Vorgehensweise:** Zeigen Sie den Teilnehmern nacheinander verschiedene Bilder und bitten Sie sie, eine Geschichte zu erzählen, die sie mit dem Bild verbinden. Diese Geschichten können real oder fiktiv sein.

- **Vorteile:** Stimuliert die Imagination und das Erinnerungsvermögen, fördert sprachliche Fähigkeiten und bietet emotionale Ausdrucksmöglichkeiten.

- **Anmerkungen:** Wählen Sie Bilder, die vielschichtige Interpretationen zulassen und positive Emotionen hervorrufen können. Unterstützen Sie die Teilnehmer bei Bedarf in ihrer Erzählung.

Musikalische Stühle mit einem Twist

- **Dauer:** 30 Minuten
- **Benötigtes Material:** Stühle, Musikabspielgerät
- **Vorgehensweise:** Stellen Sie die Stühle in einem Kreis auf. Die Musik beginnt zu spielen und die Teilnehmer gehen um die Stühle herum. Wenn die Musik stoppt, muss jeder auf einem Stuhl sitzen. Der Twist: Jeder Stuhl ist mit einem Musikgenre oder einem Instrument beschriftet. Wenn die Musik stoppt, diskutieren die Teilnehmer über das Genre oder das Instrument, das ihrem Stuhl zugeordnet ist.
- **Vorteile:** Fördert die körperliche Bewegung, das musikalische Wissen und die soziale Interaktion.
- **Anmerkungen:** Stellen Sie sicher, dass genügend Platz für alle Teilnehmer vorhanden ist und die Musik laut genug ist, um von allen gehört zu werden. Vermeiden Sie zu schnelle Musik, die zu Stürzen führen könnte.

Skulptur-Nachbau

- **Dauer:** 35 Minuten
- **Benötigtes Material:** Modelliermasse, Beispiele berühmter Skulpturen (in Bildform)
- **Vorgehensweise:** Zeigen Sie Bilder von einfachen Skulpturen und fordern Sie die Teilnehmer auf, diese mit Modelliermasse nachzubilden. Unterstützen Sie sie bei der Formgebung und ermutigen Sie sie, ihre Werke zu erklären.
- **Vorteile:** Verbessert die Feinmotorik und das räumliche Vorstellungsvermögen, fördert die Kreativität und bietet eine sinnvolle Beschäftigung.
- **Anmerkungen:** Wählen Sie einfache Skulpturen, die nicht zu detailliert sind, um Frustration zu vermeiden. Ermutigen Sie die Teilnehmer, über ihre kreativen Entscheidungen zu sprechen und was sie an der Kunst inspiriert.

COLLAGE DER ERINNERUNGEN

- **Dauer:** 40 Minuten

- **Benötigtes Material:** Zeitschriften, Scheren, Kleber, große Blätter Papier

- **Vorgehensweise:** Jeder Teilnehmer erstellt einen Collage auf einem großen Blatt Papier, indem er Bilder und Wörter aus Zeitschriften ausschneidet, die persönliche Erinnerungen oder Interessen widerspiegeln. Die Teilnehmer werden ermutigt, über ihre Auswahl zu sprechen und was die Bilder für sie bedeuten.

- **Vorteile:** Fördert die Kreativität und Selbstausdruck, unterstützt die Erinnerungsfähigkeit und bietet eine visuelle Stimulation.

- **Anmerkungen:** Stellen Sie sicher, dass alle Materialien sicher zu verwenden sind und die Teilnehmer bei Bedarf Unterstützung erhalten. Vermeiden Sie komplexe Aufgabenstellungen, die Überforderung auslösen könnten.

MALEN NACH MUSIK

- **Dauer:** 30 Minuten

- **Benötigtes Material:** Farben, Pinsel, Papier, Musikabspielgerät

- **Vorgehensweise:** Spielen Sie verschiedene Musikstücke, und lassen Sie die Teilnehmer malen, was sie beim Hören der Musik fühlen oder sich vorstellen. Jedes Musikstück sollte eine unterschiedliche Stimmung oder Atmosphäre haben, um verschiedene kreative Antworten zu inspirieren.

- **Vorteile:** Kombiniert auditive und visuelle Künste, um die Emotionsregulation und die kreative Expression zu fördern. Unterstützt die sensorische Integration.

- **Anmerkungen:** Wählen Sie Musikstücke aus verschiedenen Genres, um eine breite Palette von Reaktionen zu ermöglichen. Achten Sie darauf, dass die Lautstärke angemessen ist und nicht überwältigend wirkt.

ERSTELLEN VON TONFIGUREN

- **Dauer:** 35 Minuten

- **Benötigtes Material:** Weicher Ton, Modellierwerkzeuge, Beispiele für einfache Figuren oder Formen

- **Vorgehensweise:** Die Teilnehmer verwenden Ton, um einfache Figuren oder Formen zu modellieren. Geben Sie ihnen einfache Beispiele als Vorlage und helfen Sie bei Bedarf. Die fertigen Werke können diskutiert und ausgestellt werden.

- **Vorteile:** Fördert die Feinmotorik und die räumliche Vorstellungskraft. Stärkt die Fähigkeit zur Problemlösung und fördert das Gefühl der Zufriedenheit durch das Schaffen eines greifbaren Produkts.

- **Anmerkungen:** Sorgen Sie dafür, dass der Ton weich genug ist, um leicht geformt zu werden. Vermeiden Sie komplexe Aufgaben, die zu Frustration führen könnten.

POESIE-WERKSTATT

- **Dauer:** 30 Minuten

- **Benötigtes Material:** Papier, Stifte, Beispielgedichte

- **Vorgehensweise:** Lesen Sie einfache Gedichte vor und diskutieren Sie die Themen und Emotionen, die sie hervorrufen. Anschließend werden die Teilnehmer eingeladen, eigene kurze Gedichte oder Verse zu schreiben, die sich auf ihre eigenen Erfahrungen oder Gefühle beziehen.

- **Vorteile:** Unterstützt die sprachliche Ausdruckskraft und das Gedächtnis. Fördert die emotionale Introspektion und Verarbeitung.

- **Anmerkungen:** Wählen Sie einfache und positive Gedichte als Beispiele. Unterstützen Sie die Teilnehmer beim Schreiben und ermutigen Sie sie, ihre Gedanken frei auszudrücken, ohne sich um Reim oder Rhythmus zu sorgen.

FOTOGRAFIE-AUSFLUG

- **Dauer:** 45 Minuten

- **Benötigtes Material:** Einfache Digitalkameras oder Smartphones mit Kamera, sichere Umgebung für einen Spaziergang

- **Vorgehensweise:** Machen Sie einen geführten Spaziergang in einer schönen oder interessanten Umgebung. Die Teilnehmer werden ermutigt, Fotos von Dingen zu machen, die sie interessant oder schön finden. Nach dem Spaziergang können die Fotos gemeinsam angesehen und besprochen werden.

- **Vorteile:** Fördert die Aufmerksamkeit und das Bewusstsein für die Umgebung. Unterstützt die visuelle Wahrnehmung und das Gedächtnis. Bietet eine Plattform für soziale Interaktion und Diskussion.

- **Anmerkungen:** Stellen Sie sicher, dass die Kameras einfach zu bedienen sind und dass der Spazierweg sicher und leicht begehbar ist. Begleiten Sie die Teilnehmer stets, um Unterstützung zu bieten.Inizio modulo

SKIZZIEREN IM PARK

- **Dauer:** 40 Minuten

- **Benötigtes Material:** Skizzenbücher, Bleistifte, Radiergummis, tragbare Sitzgelegenheiten

- **Vorgehensweise:** Organisieren Sie einen Ausflug in einen nahegelegenen Park. Geben Sie jedem Teilnehmer ein Skizzenbuch und einen Bleistift. Wählen Sie einfache Naturszenen oder Objekte zum Zeichnen aus, wie Bäume, Blumen oder Landschaften. Unterstützen Sie die Teilnehmer, indem Sie ihnen helfen, das Gesehene auf Papier festzuhalten.

- **Vorteile:** Fördert die Konzentration und die Hand-Auge-Koordination. Unterstützt die visuelle Wahrnehmung und bietet eine beruhigende, entspannende Umgebung.

- **Anmerkungen:** Achten Sie darauf, dass genügend Schattenplätze vorhanden sind und dass der Ausflugsort rollstuhlgerecht ist, falls nötig.

SINGKREIS MIT HANDBEWEGUNGEN

- **Dauer:** 30 Minuten
- **Benötigtes Material:** Musikabspielgerät, Auswahl an einfachen Liedern
- **Vorgehensweise:** Sitzen Sie im Kreis und spielen Sie bekannte Lieder ab. Fördern Sie die Teilnehmer, mitzusingen und einfache Handbewegungen oder Gesten, die zum Lied passen, auszuführen. Beispiele für Gesten können das Winken, Klatschen oder die Darstellung von Liedtexten durch Bewegungen sein.
- **Vorteile:** Stimuliert das Gedächtnis und die motorischen Fähigkeiten. Fördert die soziale Interaktion und die emotionale Expression.
- **Anmerkungen:** Wählen Sie Lieder, die gut bekannt sind und positive Emotionen hervorrufen. Stellen Sie die Lautstärke so ein, dass sie angenehm ist und nicht überwältigt.

KREATIVES TONFORMEN

- **Dauer:** 35 Minuten
- **Benötigtes Material:** Lufttrocknender Ton, Modellierwerkzeuge, Unterlagen
- **Vorgehensweise:** Geben Sie jedem Teilnehmer eine Portion Ton. Führen Sie eine Demonstration durch, wie man einfache Formen wie Kugeln, Würfel oder Herzen formt. Lassen Sie die Teilnehmer dann frei formen, was ihnen in den Sinn kommt, und unterstützen Sie sie bei Bedarf.
- **Vorteile:** Fördert die Kreativität und Feinmotorik. Bietet taktile Stimulation und hilft bei der Stressreduktion.
- **Anmerkungen:** Stellen Sie sicher, dass der Arbeitsbereich sauber und gut organisiert ist. Achten Sie darauf, dass jeder Teilnehmer genug Platz hat, um bequem zu arbeiten.

GEDICHTVERTONUNG

- **Dauer:** 40 Minuten

- **Benötigtes Material:** Gedruckte einfache Gedichte, Musikinstrumente wie Keyboard, Xylophon oder eine App mit Instrumentalklängen

- **Vorgehensweise:** Lesen Sie ein einfaches Gedicht vor und diskutieren Sie dessen Inhalt und Rhythmus. Fordern Sie die Teilnehmer dann auf, das Gedicht mit musikalischer Begleitung zu vertonen, indem sie Melodien oder Rhythmen mit den Instrumenten kreieren.

- **Vorteile:** Fördert die auditive und sprachliche Verarbeitung. Unterstützt kreative und musikalische Expression. Stärkt das Gedächtnis und das Rhythmusgefühl.

- **Anmerkungen:** Wählen Sie Gedichte und Instrumente, die den Fähigkeiten der Teilnehmer entsprechen. Unterstützen Sie jeden Teilnehmer individuell, um sicherzustellen, dass er sich aktiv und erfolgreich einbringen kann.

INTERAKTIVE VIDEO-KUNSTSCHAU

- **Dauer:** 30 Minuten

- **Benötigtes Material:** Tablet oder Computer mit Internetzugang, Projektor (optional)

- **Vorgehensweise:** Wählen Sie eine Reihe von Kunstvideos aus, die verschiedene Kunststile und -epochen zeigen. Zeigen Sie diese Videos den Teilnehmern und halten Sie nach jedem Video an, um zu diskutieren, was sie gesehen haben und welche Gefühle oder Gedanken die Kunstwerke in ihnen ausgelöst haben.

- **Vorteile:** Bietet visuelle und kognitive Stimulation. Fördert das kritische Denken und die Erinnerungsfähigkeit. Erweitert das kulturelle Verständnis und die ästhetische Wertschätzung.

- **Anmerkungen:** Stellen Sie sicher, dass die Videos kurz und visuell ansprechend sind. Vermeiden Sie übermäßig komplexe Inhalte, die Verwirrung stiften könnten. Passen Sie die Lautstärke und Bildqualität an die Bedürfnisse der Gruppe an.

LANDSCHAFTS-MALEREI IM FREIEN

- **Dauer:** 45 Minuten

- **Benötigtes Material:** Leinwände oder große Blätter Papier, Acrylfarben, Pinsel, Wassergefäße, Lätzchen oder Schürzen

- **Vorgehensweise:** Organisieren Sie eine Malaktivität im Freien, idealerweise in einem Garten oder Park, wo die Teilnehmer direkt von der Natur inspiriert werden können. Stellen Sie jedem Teilnehmer eine Staffelei und Malutensilien zur Verfügung. Ermutigen Sie sie, die Landschaft vor ihnen zu malen oder ihre Eindrücke und Gefühle durch Farben und Formen auszudrücken.

- **Vorteile:** Fördert die kreative Expression und bietet sensorische Stimulation durch den Kontakt mit der Natur und den visuellen Künsten. Unterstützt die motorischen Fähigkeiten und kann zur Entspannung beitragen.

- **Anmerkungen:** Stellen Sie sicher, dass der Malbereich sicher und leicht zugänglich ist. Passen Sie die Aktivität an die Wetterbedingungen an und sorgen Sie für ausreichend Schatten und Wasser, um Überhitzung zu vermeiden.

MUSIK-ERINNERUNGSBOX

- **Dauer:** 35 Minuten

- **Benötigtes Material:** Verschiedene Musikstücke aus den bevorzugten Jahrzehnten der Teilnehmer, Lautsprecher oder Kopfhörer, kleine Boxen oder Umschläge mit Bildern, die die Musikstücke repräsentieren

- **Vorgehensweise:** Spielen Sie Musikstücke aus verschiedenen Epochen ab, die für die Teilnehmer von Bedeutung sein könnten. Zu jedem Musikstück gibt es eine visuelle Darstellung in Form eines Bildes in einer Box oder einem Umschlag. Nach dem Hören jedes Musikstücks wählen die Teilnehmer das Bild aus, das sie glauben, dass es das Musikstück am besten repräsentiert. Diskutieren Sie, warum sie diese Wahl getroffen haben und welche Erinnerungen oder Gefühle die Musik bei ihnen hervorruft.

- **Vorteile:** Stimuliert das Langzeitgedächtnis und fördert emotionale Verbindungen durch Musik. Unterstützt die Diskussionsfähigkeit und soziale Interaktion.

- **Anmerkungen:** Stellen Sie sicher, dass die Lautstärke angemessen ist und die Teilnehmer sich bei der Musikauswahl nicht überfordert fühlen. Passen Sie die Musik sorgfältig an die Vorlieben und Lebensgeschichten der Teilnehmer an, um eine positive Reaktion zu fördern.

KAPITEL 5: SOZIALE AKTIVITÄTEN

Sozialisierung und Unterstützung

Gemeinsames Kocherlebnis

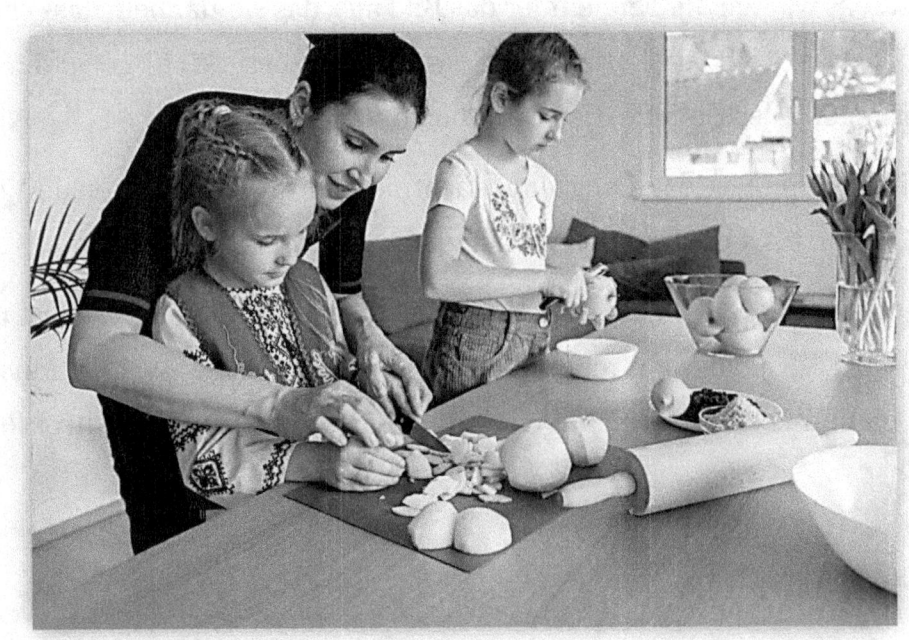

- **Dauer:** 45 Minuten

- **Benötigtes Material:** Einfache Rezeptkarten, Zutaten für ein einfaches Gericht, Kochutensilien

- **Vorgehensweise:** Teilen Sie die Teilnehmer in kleine Gruppen ein und weisen Sie jeder Gruppe ein einfaches Rezept zu. Unter Anleitung bereiten die Gruppen das Essen gemeinsam vor. Dies fördert die Zusammenarbeit und gibt den Teilnehmern die Möglichkeit, Fähigkeiten aus ihrem früheren Leben einzubringen.

- **Vorteile:** Verbessert die soziale Interaktion, fördert das Gefühl der Nützlichkeit und Selbstständigkeit. Stimuliert das Gedächtnis und die sensorischen Fähigkeiten durch Gerüche und Geschmäcker.

- **Anmerkungen:** Stellen Sie sicher, dass alle Teilnehmer unter Aufsicht stehen, insbesondere beim Umgang mit heißen Oberflächen oder scharfen Gegenständen. Wählen Sie Rezepte, die leicht zu folgen sind und keine komplexen Schritte beinhalten.

ERZÄHLCAFÉ

- **Dauer:** 30 Minuten
- **Benötigtes Material:** Bequeme Sitzgelegenheiten, Tische, Getränke und Snacks
- **Vorgehensweise:** Richten Sie eine gemütliche Ecke mit Tischen und Stühlen ein. Jeder Teilnehmer bringt eine kleine, persönliche Geschichte oder ein Ereignis mit, das er mit der Gruppe teilen möchte. Diese Geschichten können sich auf vergangene Erlebnisse, Reisen oder wichtige Lebensereignisse beziehen.
- **Vorteile:** Fördert das Zugehörigkeitsgefühl und die soziale Interaktion. Unterstützt die kognitive Funktion durch das Erinnern und Teilen von persönlichen Geschichten.
- **Anmerkungen:** Ermutigen Sie die Teilnehmer, aktiv zuzuhören und auf die Geschichten der anderen einzugehen. Stellen Sie sicher, dass die Atmosphäre entspannt und unterstützend ist.

GEMEINSCHAFTSLIEDERSINGEN

- **Dauer:** 40 Minuten

- **Benötigtes Material:** Textblätter mit Liedtexten, Musikabspielgerät oder ein Pianist

- **Vorgehensweise:** Organisieren Sie ein Singen mit der Gruppe, bei dem klassische und beliebte Lieder gesungen werden. Verteilen Sie Liedtexte, damit alle mitmachen können. Ein musikalischer Leiter kann die Lieder begleiten und die Gruppe führen.

- **Vorteile:** Stimuliert das Langzeitgedächtnis und die Sprachfähigkeiten. Stärkt das Gemeinschaftsgefühl und die Lebensfreude.

- **Anmerkungen:** Wählen Sie Lieder aus, die den Teilnehmern bekannt sind und positive Erinnerungen wecken. Passen Sie das Tempo der Musik an die Fähigkeiten der Gruppe an.

FOTO-ERINNERUNGSSTUNDE

- **Dauer:** 35 Minuten

- **Benötigtes Material:** Fotografien aus der Vergangenheit der Teilnehmer, ein Projektor oder große Fotodrucke

- **Vorgehensweise:** Zeigen Sie Fotos aus der Vergangenheit der Teilnehmer und diskutieren Sie über die dargestellten Ereignisse. Jeder Teilnehmer kann seine eigenen Fotos mitbringen und Geschichten dazu erzählen.

- **Vorteile:** Fördert das Erinnerungsvermögen und unterstützt die persönliche Identität. Stärkt soziale Bindungen, wenn Erinnerungen geteilt werden.

- **Anmerkungen:** Achten Sie darauf, dass alle Teilnehmer die Möglichkeit haben, sich einzubringen. Unterstützen Sie sie bei der Erzählung, um eine positive Erfahrung zu gewährleisten.

BASTELGRUPPE FÜR GEMEINSCHAFTSPROJEKTE

- **Dauer:** 50 Minuten

- **Benötigtes Material:** Bastelmaterialien wie Papier, Stoffe, Kleber, Scheren, Dekorationsmaterialien

- **Vorgehensweise:** Leiten Sie eine Bastelsitzung, bei der die Teilnehmer zusammen ein großes Gemeinschaftskunstwerk oder individuelle Projekte erstellen. Das Thema oder Projekt sollte einfach genug sein, damit jeder teilnehmen kann, aber auch Raum für individuelle Kreativität bietet.

- **Vorteile:** Fördert die Feinmotorik und Kreativität. Verbessert die soziale Kooperation und gibt den Teilnehmern ein Gefühl von Zugehörigkeit und Leistung.

- **Anmerkungen:** Stellen Sie sicher, dass die Materialien sicher und leicht zu handhaben sind. Ermutigen Sie die Teilnehmer, ihre Ideen einzubringen und unterstützen Sie sie bei der Umsetzung.

Garten-Teeparty

- **Dauer:** 45 Minuten
- **Benötigtes Material:** Gartentische und Stühle, Tee-Set, Auswahl an Tees und leichten Snacks
- **Vorgehensweise:** Richten Sie eine Teeparty im Garten oder auf einer Terrasse ein. Die Teilnehmer helfen bei der Vorbereitung des Tisches und wählen ihren Lieblingstee aus. Während der Teeparty können Sie Diskussionen über Lieblingssorten oder -erinnerungen an frühere Teepartys anregen.
- **Vorteile:** Fördert das Gefühl von Gesellschaft und Zugehörigkeit. Stimuliert Erinnerungen und sensorische Wahrnehmungen durch Geschmack und Geruch.
- **Anmerkungen:** Achten Sie auf leicht zugängliche und sichere Sitzgelegenheiten. Stellen Sie sicher, dass der Tee nicht zu heiß ist, um Verbrennungen zu vermeiden.

Rollenspiel-Gruppe

- **Dauer:** 30 Minuten
- **Benötigtes Material:** Verschiedene Hüte oder Requisiten zur Darstellung verschiedener Berufe oder Charaktere
- **Vorgehensweise:** Die Teilnehmer wählen einen Hut oder eine Requisite und spielen eine Rolle, die zu dem Gegenstand passt. Sie können einfache Szenarien oder Alltagssituationen nachspielen. Die anderen Teilnehmer raten, welche Rolle dargestellt wird.
- **Vorteile:** Fördert kreatives Denken und Ausdrucksfähigkeit. Verbessert das soziale Verständnis und die Interaktion.
- **Anmerkungen:** Wählen Sie Requisiten, die leicht zu erkennen und zu handhaben sind. Führen Sie die Teilnehmer sanft in ihre Rollen ein und sorgen Sie für eine unterstützende, spielerische Atmosphäre.

Gemeinsames Zeitunglesen

- **Dauer:** 20 Minuten
- **Benötigtes Material:** Tageszeitungen, Lupe für Personen mit Sehschwierigkeiten
- **Vorgehensweise:** Die Teilnehmer sitzen zusammen und lesen Artikel aus der Tageszeitung. Diskutieren Sie interessante Nachrichten oder führen Sie leichte Debatten über leichte Themen.
- **Vorteile:** Hält die Teilnehmer über aktuelle Ereignisse informiert und fördert die Diskussionsfähigkeit. Stimuliert das Gedächtnis und kritische Denkfähigkeit.
- **Anmerkungen:** Wählen Sie Artikel mit positiven Nachrichten oder interessanten Fakten, um eine übermäßige Belastung oder Verwirrung zu vermeiden.

Tanzstunde

- **Dauer:** 40 Minuten
- **Benötigtes Material:** Musikabspielgerät, freier Tanzbereich, Stühle für Pausen
- **Vorgehensweise:** Organisieren Sie eine Tanzstunde mit einfachen, sicheren Tanzschritten zu Musik, die den Teilnehmern bekannt ist. Ein Tanzlehrer oder Betreuer kann einfache Bewegungen vormachen, die die Teilnehmer nachahmen können.
- **Vorteile:** Verbessert die körperliche Gesundheit und Koordination. Fördert das soziale Wohlbefinden und die Freude an der Bewegung zur Musik.
- **Anmerkungen:** Stellen Sie sicher, dass der Tanzbereich frei von Hindernissen ist. Passen Sie die Musikwahl und die Tanzschritte an die Mobilität der Teilnehmer an.

GEDÄCHTNISBUCH-WORKSHOP

- **Dauer:** 50 Minuten

- **Benötigtes Material:** Fotografien, Erinnerungsstücke, Scrapbooking-Materialien wie Papier, Stifte, Kleber

- **Vorgehensweise:** Jeder Teilnehmer erstellt ein persönliches Gedächtnisbuch mit Fotos und Erinnerungsstücken. Betreuer helfen beim Zusammenstellen der Seiten und regen Gespräche über die Bedeutung jedes eingefügten Elements an.

- **Vorteile:** Fördert das Langzeitgedächtnis und die persönliche Reflexion. Bietet eine sinnvolle Beschäftigung und stärkt das Gefühl der eigenen Identität.

- **Anmerkungen:** Sorgen Sie für ausreichend Hilfestellung und ermutigen Sie die Teilnehmer, ihre Geschichten und Erinnerungen zu teilen, um die soziale Interaktion und das Wohlbefinden zu fördern.

BIOGRAFIE-WORKSHOP

- **Dauer:** 50 Minuten

- **Benötigtes Material:** Papier, Stifte, alte Fotos, Erinnerungsstücke der Teilnehmer

- **Vorgehensweise:** Jeder Teilnehmer wird gebeten, eine kurze Biografie oder wichtige Lebensereignisse aufzuschreiben oder zu erzählen. Betreuer helfen dabei, diese Informationen auf Papier festzuhalten und gestalten gemeinsam mit den Teilnehmern eine visuelle Biografie mit Fotos und Erinnerungsstücken.

- **Vorteile:** Fördert das Selbstwertgefühl und die Identität, unterstützt das Gedächtnis und gibt den Teilnehmern die Möglichkeit, ihre Geschichte zu teilen.

- **Anmerkungen:** Ermutigen Sie die Teilnehmer, positive Erlebnisse zu teilen, und sorgen Sie für eine unterstützende Atmosphäre, die den Austausch von Erinnerungen erleichtert.

VIRTUELLE WELTREISE

- **Dauer:** 40 Minuten

- **Benötigtes Material:** Computer oder Tablet mit Internetzugang, Projektor (optional)

- **Vorgehensweise:** Führen Sie die Teilnehmer durch eine virtuelle Tour zu verschiedenen Orten auf der Welt, die sie entweder früher besucht haben oder schon immer besuchen wollten. Nutzen Sie Online-Plattformen wie Google Earth oder spezialisierte Apps, um Bilder und Videos dieser Orte zu zeigen.

- **Vorteile:** Bietet kulturelle Bildung und regt die Erinnerung an frühere Reisen an. Fördert die Neugier und das Interesse an der Welt.

- **Anmerkungen:** Passen Sie das Tempo und die Auswahl der Orte an die Interessen und die kognitive Kapazität der Teilnehmer an, um Überforderung zu vermeiden.

GRUPPEN-SCHREIBPROJEKT

- **Dauer:** 45 Minuten

- **Benötigtes Material:** Papier, Stifte

- **Vorgehensweise:** Beginnen Sie eine Geschichte mit einem Satz oder Absatz und bitten Sie dann jeden Teilnehmer, die Geschichte weiterzuschreiben. Jeder fügt einen Satz oder Abschnitt hinzu, bis die Geschichte abgeschlossen ist.

- **Vorteile:** Fördert die Kreativität und Sprachfähigkeiten. Unterstützt die Zusammenarbeit und das Zugehörigkeitsgefühl.

- **Anmerkungen:** Stellen Sie sicher, dass die Geschichte einfach und leicht verständlich beginnt. Unterstützen Sie die Teilnehmer bei Bedarf, um einen fließenden Ablauf zu gewährleisten.

Musikalische Erinnerungskiste

- **Dauer:** 30 Minuten

- **Benötigtes Material:** Verschiedene Musikstücke aus der Vergangenheit, kleine Gegenstände oder Fotos, die mit den Musikstücken assoziiert werden können

- **Vorgehensweise:** Spielen Sie alte Lieder oder Melodien ab, die für die Teilnehmer bedeutungsvoll sein könnten. Jedes Musikstück wird mit einem physischen Gegenstand oder einem Foto verbunden, das eine Geschichte oder Erinnerung repräsentiert.

- **Vorteile:** Stimuliert das Langzeitgedächtnis durch Musik. Fördert emotionale Reaktionen und soziale Interaktion.

- **Anmerkungen:** Wählen Sie Musikstücke sorgfältig aus, um sicherzustellen, dass sie positive Erinnerungen hervorrufen. Diskutieren Sie die Bedeutung der Gegenstände und Erinnerungen, die durch die Musik geweckt werden.

Gemeinschaftsgarten

- **Dauer:** 60 Minuten

- **Benötigtes Material:** Gartenwerkzeuge, Samen oder Pflanzen, Wasserkanne, geeigneter Gartenbereich

- **Vorgehensweise:** Die Teilnehmer arbeiten gemeinsam in einem Garten. Jeder kann beim Pflanzen, Unkraut jäten oder Gießen helfen. Die Aktivität wird durch Gespräche über Gartenarbeit und die Natur ergänzt.

- **Vorteile:** Fördert die körperliche Aktivität und das Wohlbefinden. Unterstützt die soziale Kooperation und das Gefühl von Verantwortung.

- **Anmerkungen:** Stellen Sie sicher, dass der Garten sicher und leicht zugänglich ist. Passen Sie die Gartenarbeit an die Fähigkeiten der Teilnehmer an, um Überanstrengung zu vermeiden.

GEDÄCHTNIS-CAFÉ

- **Dauer:** 50 Minuten

- **Benötigtes Material:** Kaffee, Tee, Kuchen oder andere Snacks, gemütliche Sitzgelegenheiten

- **Vorgehensweise:** Richten Sie ein Café-ähnliches Setting ein, wo die Teilnehmer bei Kaffee und Kuchen zusammenkommen. Jeder wird ermutigt, über ein bestimmtes Thema zu sprechen, das zuvor festgelegt wurde, z.B. Lieblingsjahreszeiten oder -feiertage.

- **Vorteile:** Fördert die Kommunikation und das soziale Engagement. Bietet eine angenehme und entspannte Atmosphäre zur Förderung von Gesprächen.

- **Anmerkungen:** Wählen Sie Themen, die leicht zu diskutieren sind und positive Erinnerungen oder Gefühle hervorrufen. Sorgen Sie für eine ruhige und komfortable Umgebung, um die Kommunikation zu erleichtern.

Organisation von Veranstaltungen

Planung einer Geburtstagsfeier

- **Dauer:** 45 Minuten
- **Benötigtes Material:** Kalender, Notizbücher, Stifte, Dekorationsmaterialien, Kataloge für Partybedarf
- **Vorgehensweise:** Die Teilnehmer helfen bei der Planung einer fiktiven Geburtstagsfeier. Sie wählen das Datum, das Thema, die Dekoration und die Speisen aus. Jeder Teilnehmer bekommt eine Aufgabe, wie z.B. das Auswählen von Dekorationen oder das Planen des Menüs.
- **Vorteile:** Fördert das organisatorische Denken und die Entscheidungsfindung. Stärkt das Gemeinschaftsgefühl und die Zusammenarbeit.
- **Anmerkungen:** Stellen Sie sicher, dass die Aufgaben klar und einfach sind, um Überforderung zu vermeiden. Nutzen Sie visuelle Hilfsmittel wie Bilder von Dekorationen oder Speisen, um die Auswahl zu erleichtern.

ERSTELLUNG EINES VERANSTALTUNGS-NEWSLETTERS

- **Dauer:** 60 Minuten
- **Benötigtes Material:** Computer mit Textverarbeitungssoftware, Drucker, Papier, Beispiel-Newsletter
- **Vorgehensweise:** Die Gruppe erstellt gemeinsam einen Newsletter für eine bevorstehende Veranstaltung. Sie entscheiden über Inhalte wie das Hauptthema, wichtige Nachrichten und geplante Aktivitäten. Einige Teilnehmer können beim Schreiben der Texte helfen, andere bei der Gestaltung.
- **Vorteile:** Verbessert die schriftliche Kommunikation und die Computerfähigkeiten. Fördert die Kreativität und Teamarbeit.
- **Anmerkungen:** Führen Sie die Teilnehmer schrittweise durch den Prozess und bieten Sie Unterstützung bei der Benutzung des Computers. Wählen Sie einfache Layouts und große Schriftarten, um die Lesbarkeit zu verbessern.

ORGANISIEREN EINER SPENDENAKTION

- **Dauer:** 50 Minuten

- **Benötigtes Material:** Ideensammlung für Spendenaktionen, Plakate, Materialien für die Herstellung von Werbemitteln, Listen für Planungsaufgaben

- **Vorgehensweise:** Die Teilnehmer planen eine Spendenaktion für einen wohltätigen Zweck. Sie entscheiden über den Zweck, die Art der Veranstaltung und die benötigten Materialien. Die Aufgaben werden aufgeteilt, von der Werbung bis zur Koordination am Veranstaltungstag.

- **Vorteile:** Stärkt das soziale Bewusstsein und die Organisationsfähigkeiten. Fördert das Gefühl, einen wertvollen Beitrag zu leisten.

- **Anmerkungen:** Wählen Sie einen wohltätigen Zweck, der den Teilnehmern am Herzen liegt, um das Engagement zu maximieren. Geben Sie klare Anweisungen und visuelle Hilfsmittel zur Unterstützung.

WORKSHOP ZUR EVENT-DEKORATION

- **Dauer:** 40 Minuten

- **Benötigtes Material:** Verschiedene Dekorationsmaterialien, Beispiele für Tischarrangements, Stoffe, Scheren, Klebeband

- **Vorgehensweise:** Die Teilnehmer gestalten Dekorationen für ein anstehendes Ereignis. Sie können Tischdekorationen erstellen, Banner gestalten oder Einladungskarten basteln. Jeder Schritt wird von einem Betreuer begleitet.

- **Vorteile:** Fördert die Kreativität und Feinmotorik. Verbessert das Gefühl der Zugehörigkeit durch die Schaffung eines sichtbaren Beitrags zu einer Gruppenveranstaltung.

- **Anmerkungen:** Stellen Sie sicher, dass alle Materialien sicher und einfach zu handhaben sind. Ermutigen Sie die Teilnehmer, eigene Ideen einzubringen und ihre Werke zu personalisieren.

Kulinarischer Workshop für Event-Catering

- **Dauer:** 45 Minuten
- **Benötigtes Material:** Küchenraum, einfache Rezepte, Zutaten, Kochutensilien
- **Vorgehensweise:** Die Teilnehmer bereiten gemeinsam einfache Gerichte oder Snacks vor, die bei einer bevorstehenden Veranstaltung serviert werden sollen. Jeder Teilnehmer übernimmt eine spezifische Aufgabe, von der Vorbereitung der Zutaten bis zum Anrichten der Gerichte.
- **Vorteile:** Verbessert die Kooperationsfähigkeit und das Selbstwertgefühl. Stärkt die sensorischen Fähigkeiten durch den Umgang mit verschiedenen Geschmacksrichtungen und Texturen.
- **Anmerkungen:** Wählen Sie Rezepte, die einfach und sicher zuzubereiten sind. Überwachen Sie den Prozess sorgfältig, um die Sicherheit in der Küche zu gewährleisten.

Filmabend-Planung

- **Dauer:** 45 Minuten
- **Benötigtes Material:** Liste von Filmoptionen, Projektor oder großes Fernsehgerät, bequeme Sitzgelegenheiten, Abstimmungskarten
- **Vorgehensweise:** Die Teilnehmer kommen zusammen, um einen Filmabend zu planen. Zuerst wird eine Auswahl an geeigneten Filmen präsentiert. Die Teilnehmer stimmen dann darüber ab, welchen Film sie sehen möchten. Anschließend helfen sie bei der Organisation des Raums und der Auswahl von Snacks.
- **Vorteile:** Fördert die Entscheidungsfähigkeit und das Gemeinschaftsgefühl. Bietet eine angenehme und entspannende Aktivität, die Erinnerungen wecken kann.
- **Anmerkungen:** Wählen Sie Filme aus, die für die Altersgruppe geeignet und thematisch angemessen sind. Stellen Sie sicher, dass der Raum gut beleuchtet und sicher ist, und dass die Lautstärke angemessen eingestellt ist.

GRUPPEN-GEDÄCHTNISSPIEL

- **Dauer:** 30 Minuten

- **Benötigtes Material:** Karten mit Bildern von bekannten Persönlichkeiten, historischen Ereignissen, Tieren usw.

- **Vorgehensweise:** Die Karten werden auf einem Tisch ausgelegt. Jeder Teilnehmer wählt abwechselnd eine Karte und beschreibt das Bild, ohne den Namen zu nennen, während die anderen raten müssen. Dies fördert die Kommunikation und das Erinnerungsvermögen.

- **Vorteile:** Stimuliert kognitive Fähigkeiten wie Erinnerung und Sprachvermögen. Erhöht die soziale Interaktion durch gemeinsames Spielen.

- **Anmerkungen:** Passen Sie die Komplexität der Bilder an die kognitiven Fähigkeiten der Teilnehmer an. Unterstützen Sie sie bei der Beschreibung, um positive Erfahrungen zu fördern.

THEMENBEZOGENES BASTELPROJEKT

- **Dauer:** 40 Minuten

- **Benötigtes Material:** Bastelmaterialien entsprechend dem Thema (z.B. Jahreszeiten, Feiertage), Scheren, Kleber, Papier, Stoffe

- **Vorgehensweise:** Wählen Sie ein Thema, wie z.B. den Frühling oder einen bevorstehenden Feiertag, und leiten Sie ein Bastelprojekt, bei dem die Teilnehmer Dekorationen oder Kunstwerke erstellen. Jeder Teilnehmer trägt zum gemeinsamen Projekt bei oder erstellt sein eigenes kleines Kunstwerk.

- **Vorteile:** Fördert Kreativität und Feinmotorik, bietet eine sinnvolle Beschäftigung und stärkt das Gemeinschaftsgefühl.

- **Anmerkungen:** Stellen Sie einfache Anleitungen und genügend Materialien zur Verfügung. Achten Sie darauf, dass alle Teilnehmer in die Aktivität einbezogen werden und sich kreativ ausdrücken können.

LOKALES AUSFLUGS-KOMITEE

- **Dauer:** 50 Minuten

- **Benötigtes Material:** Informationsbroschüren lokaler Sehenswürdigkeiten, Transportpläne, Stifte und Papier für Notizen

- **Vorgehensweise:** Die Gruppe plant gemeinsam einen Ausflug zu einer lokalen Sehenswürdigkeit oder Veranstaltung. Die Teilnehmer recherchieren Optionen, diskutieren und entscheiden gemeinsam, wohin der Ausflug gehen soll. Sie planen auch die notwendigen Details wie Transport und Verpflegung.

- **Vorteile:** Stärkt die kognitive Funktion durch Planung und Entscheidungsfindung. Fördert das Gemeinschaftsgefühl und das Engagement.

- **Anmerkungen:** Unterstützen Sie die Gruppe bei der Recherche und Planung, um sicherzustellen, dass alle notwendigen Informationen berücksichtigt werden. Passen Sie den Ausflug an die Mobilität und Interessen der Gruppe an.

INTERKULTURELLER KOCH-CLUB

- **Dauer:** 60 Minuten

- **Benötigtes Material:** Rezepte aus verschiedenen Kulturen, Zutaten, Küchenutensilien, Kochbereich

- **Vorgehensweise:** Jede Woche oder jeden Monat trifft sich die Gruppe, um Gerichte aus verschiedenen Kulturen zu kochen. Die Teilnehmer wählen gemeinsam ein Rezept aus, helfen bei der Vorbereitung der Zutaten und kochen das Gericht. Dabei lernen sie über die kulinarischen Traditionen anderer Länder.

- **Vorteile:** Fördert die soziale Interaktion und das kulturelle Verständnis. Verbessert die sensorischen Fähigkeiten durch Geschmack und Geruch.

- **Anmerkungen:** Stellen Sie sicher, dass alle Zutaten auf Nahrungsmittelallergien oder -unverträglichkeiten geprüft werden. Fördern Sie eine offene und interessierte Atmosphäre, in der jeder Teilnehmer etwas Neues lernen und beitragen kann.

GEMEINSAMES FOTOBUCH-ERSTELLEN

- **Dauer:** 50 Minuten

- **Benötigtes Material:** Fotobücher, alte Fotos, Aufkleber, dekorative Elemente, Kleber, Stifte

- **Vorgehensweise:** Die Teilnehmer wählen Fotos aus, die schöne Erinnerungen darstellen und kleben diese in ein Fotobuch. Sie dekorieren die Seiten mit Aufklebern und schreiben Kommentare oder Geschichten zu den Bildern.

- **Vorteile:** Stimuliert das Langzeitgedächtnis, fördert die Kreativität und bietet eine sinnvolle Beschäftigung. Stärkt zudem das Gemeinschaftsgefühl, wenn Erinnerungen geteilt werden.

- **Anmerkungen:** Achten Sie darauf, dass jeder Teilnehmer individuell unterstützt wird und dass die Materialien leicht handhabbar sind. Sorgen Sie für eine entspannte Atmosphäre, die zum Erzählen von Geschichten einlädt.

PLANUNG UND DURCHFÜHRUNG EINES QUIZABENDS

- **Dauer:** 45 Minuten

- **Benötigtes Material:** Liste mit Quizfragen (angepasst an das Wissen und Interesse der Teilnehmer), Preise, Buzzer oder Glocken für Antworten

- **Vorgehensweise:** Die Teilnehmer bilden Teams und beantworten Quizfragen, die von einem Moderator gestellt werden. Die Fragen können verschiedene Themen abdecken, wie Musik, Geschichte oder Allgemeinwissen.

- **Vorteile:** Fördert kognitive Fähigkeiten wie Erinnerung und Problemlösung. Stärkt das Teamgefühl und die soziale Interaktion.

- **Anmerkungen:** Passen Sie die Schwierigkeit der Fragen an die Fähigkeiten der Teilnehmer an, um Frustration zu vermeiden und das Engagement zu fördern. Verwenden Sie einfache und deutlich verständliche Fragen.

GEMEINSCHAFTLICHE GARTENARBEIT

- **Dauer:** 60 Minuten

- **Benötigtes Material:** Gartenwerkzeuge, Pflanzen, Samen, Erde, Gießkannen

- **Vorgehensweise:** Die Teilnehmer arbeiten gemeinsam in einem Garten, pflanzen Blumen oder Gemüse und pflegen bestehende Pflanzen. Diese Aktivität wird durch Gespräche über Pflanzenpflege und die Bedeutung von Natur ergänzt.

- **Vorteile:** Fördert die physische Gesundheit und das Wohlbefinden durch die Arbeit im Freien. Stärkt die soziale Kooperation und gibt den Teilnehmern ein Gefühl von Verantwortung und Erfüllung.

- **Anmerkungen:** Stellen Sie sicher, dass der Garten sicher und leicht zugänglich ist. Achten Sie darauf, dass die Arbeit nicht zu körperlich anstrengend ist und passen Sie die Aufgaben an die Fähigkeiten der Teilnehmer an.

TANZ- UND BEWEGUNGSTHERAPIE

- **Dauer:** 40 Minuten

- **Benötigtes Material:** Freier Raum, sanfte Musik, bequeme Kleidung

- **Vorgehensweise:** Ein Tanztherapeut führt die Gruppe durch einfache Tanz- und Bewegungsübungen, die speziell darauf abgestimmt sind, Freude und körperliche Aktivität zu fördern.

- **Vorteile:** Verbessert die körperliche Mobilität und Flexibilität. Fördert das emotionale Wohlbefinden durch Musik und Bewegung.

- **Anmerkungen:** Stellen Sie sicher, dass der Raum sicher ist und keine Rutschgefahr besteht. Passen Sie die Musik und Bewegungen an die Fähigkeiten der Teilnehmer an.

VORLESESTUNDE

- **Dauer:** 30 Minuten
- **Benötigtes Material:** Auswahl an Kurzgeschichten oder Gedichten, bequeme Sitzgelegenheiten
- **Vorgehensweise:** Ein Betreuer oder ein Teilnehmer liest der Gruppe aus einem Buch vor. Die Auswahl der Literatur sollte auf die Interessen und das Verständnisniveau der Teilnehmer abgestimmt sein.
- **Vorteile:** Fördert die Entspannung und bietet geistige Stimulation. Kann nostalgische Gefühle wecken und die Sprachfähigkeit unterstützen.
- **Anmerkungen:** Wählen Sie Texte, die positiv und anregend sind, vermeiden Sie jedoch komplexe oder potenziell verwirrende Inhalte.

WORKSHOP ZUR HERSTELLUNG VON GRUßKARTEN

- **Dauer:** 50 Minuten
- **Benötigtes Material:** Kartenpapier, Stifte, Dekorationsmaterialien wie Sticker, Bänder, nicht-toxischer Kleber
- **Vorgehensweise:** Die Teilnehmer gestalten und dekorieren Grußkarten für Freunde, Familie oder andere Gemeinschaftsmitglieder. Dies kann zu speziellen Anlässen oder einfach als freundliche Geste erfolgen.
- **Vorteile:** Fördert die Kreativität und Feinmotorik. Verbessert das Gefühl der Verbundenheit und des Gebens.
- **Anmerkungen:** Stellen Sie sicher, dass alle Materialien sicher und leicht zu handhaben sind. Ermutigen Sie die Teilnehmer, persönliche Nachrichten hinzuzufügen, wenn sie dies wünschen.

KAPITEL 6: UNTERSTÜTZENDE TECHNOLOGIEN UND ANWENDUNGEN

Apps und unterstützende Technologien

In unserer zunehmend digitalisierten Welt spielt die Technologie eine immer wichtigere Rolle, nicht nur im Alltag, sondern auch in der spezialisierten Betreuung von Personen mit kognitiven Beeinträchtigungen wie Demenz. Insbesondere Apps und unterstützende Technologien haben sich als wertvolle Hilfsmittel erwiesen, um die Lebensqualität Betroffener zu verbessern und Angehörigen sowie Pflegekräften den Alltag zu erleichtern.

Ein wesentlicher Aspekt dieser Technologien ist ihre Fähigkeit, individuell angepasst zu werden. Sie bieten maßgeschneiderte Lösungen, die auf die spezifischen Bedürfnisse und Fähigkeiten der Nutzer abgestimmt sind. So variieren die Anwendungen von einfachen Erinnerungshilfen über Spiele, die kognitive Fähigkeiten trainieren, bis hin zu komplexen Systemen, die die Sicherheit der Nutzer gewährleisten.

Zu den herausragenden Innovationen auf diesem Gebiet gehören Apps, die darauf abzielen, den Alltag von Menschen mit Demenz zu strukturieren. Diese Anwendungen ermöglichen es den Nutzern, ihre Termine, Medikation und tägliche Routinen übersichtlich zu verwalten. Ein gutes Beispiel hierfür ist die App "Memory Helper", die nicht nur als digitales Tagebuch fungiert, in dem wichtige Termine und Medikamentenpläne festgehalten werden, sondern auch durch sanfte Erinnerungen unterstützt, die durch akustische Signale oder Vibrationen den Nutzer an bevorstehende Aufgaben erinnern.

Ein weiteres wichtiges Feld ist die Entwicklung von interaktiven Spielen, die speziell darauf ausgelegt sind, die kognitiven Fähigkeiten zu fördern. Diese Spiele, oft entwickelt in enger Zusammenarbeit mit Neuropsychologen, nutzen die Prinzipien der Neuroplastizität, um das Gehirn zu fordern und zu fördern. Sie reichen von einfachen Puzzles bis zu komplexeren Problemstellungen, die logisches Denken, Erinnerungsvermögen und Hand-Auge-Koordination ansprechen.

Nicht zu vergessen sind Technologien, die die physische Sicherheit der Nutzer gewährleisten. Dazu zählen beispielsweise spezielle GPS-Tracker, die in Uhren oder Schuhe integriert werden können.

Diese Geräte ermöglichen es Angehörigen und Pflegekräften, den Aufenthaltsort des Nutzers in Echtzeit zu verfolgen, was besonders bei Personen mit fortgeschrittener Demenz, die dazu neigen, sich zu verirren, von unschätzbarem Wert ist.

Die Verwendung von künstlicher Intelligenz (KI) in unterstützenden Technologien stellt einen weiteren innovativen Ansatz dar. KI-basierte Anwendungen können Muster im Verhalten und in der Routine der Nutzer erkennen und bei Abweichungen entsprechend reagieren. Beispielsweise kann eine KI-gestützte App anomale Bewegungsmuster erkennen, die auf einen möglichen Sturz hindeuten, und sofort einen Alarm auslösen.

Schließlich darf die Rolle der sozialen Interaktion nicht unterschätzt werden. Apps, die Videoanrufe und digitale Treffen unterstützen, sind besonders in Zeiten, in denen persönlicher Kontakt eingeschränkt ist, von großer Bedeutung. Sie ermöglichen es Menschen mit Demenz, mit ihren Familien und Freunden in Verbindung zu bleiben, was für das emotionale Wohlbefinden entscheidend ist.

Online-Unterstützung und Telemedizin

Die fortschreitende Digitalisierung im Gesundheitswesen hat insbesondere im Bereich der Betreuung und Behandlung von Demenzpatienten zu signifikanten Veränderungen geführt. Telemedizinische Lösungen und Online-Unterstützungssysteme gewinnen zunehmend an Bedeutung, da sie es ermöglichen, die medizinische Versorgung und Beratung über geografische und zeitliche Grenzen hinweg zugänglich zu machen. Dieser Abschnitt widmet sich den vielfältigen Möglichkeiten, die sich durch den Einsatz von Online-Plattformen und telemedizinischen Technologien ergeben.

Eines der Kernstücke der telemedizinischen Versorgung ist die Möglichkeit, medizinische Konsultationen über Videoanrufe durchzuführen. Diese Technologie ermöglicht es Ärzten und Therapeuten, Patienten mit Demenz und ihre Angehörigen regelmäßig zu sehen und zu beraten, ohne dass diese ihre häusliche Umgebung verlassen müssen. Solche Konsultationen können dazu beitragen, den Verlauf der Krankheit besser zu überwachen und frühzeitig auf Veränderungen im Zustand des Patienten zu reagieren. Ein entscheidender Vorteil dieser Methode ist die Reduzierung des Stresses, der mit dem Transport und den Wartezeiten in Kliniken verbunden ist, was besonders für Demenzpatienten von großer Bedeutung ist.

Neben den regelmäßigen Konsultationen ermöglicht die Telemedizin auch eine bessere Notfallbetreuung. Durch Systeme, die eine kontinuierliche Überwachung der Vitalzeichen ermöglichen, können Ärzte Abweichungen von den Normwerten sofort erkennen. Dies erlaubt eine schnelle Reaktion in Notfällen, etwa bei einem plötzlichen Abfall des Blutdrucks oder anderen kritischen Veränderungen des Gesundheitszustandes. Solche Systeme sind oft mit Alarmfunktionen ausgestattet, die automatisch das medizinische Personal oder Notfalldienste benachrichtigen.

Ein weiterer wichtiger Aspekt der Online-Unterstützung ist die Bereitstellung von Informationsressourcen und Schulungsmaterialien für Pflegekräfte und Familienangehörige. Viele Plattformen bieten Zugang zu Schulungsvideos, Leitfäden und interaktiven Kursen, die wichtige Informationen über die Pflege von Demenzpatienten, den Umgang mit Verhaltensänderungen und die emotionale Unterstützung bieten. Diese Ressourcen sind unerlässlich, um die Qualität der häuslichen Pflege zu verbessern und Angehörigen das notwendige Wissen und die nötigen Fähigkeiten zu vermitteln, um effektiv unterstützen zu können.

Zusätzlich zur Patientenversorgung und Angehörigenschulung bieten einige telemedizinische Plattformen auch Gemeinschaftsforen und Unterstützungsgruppen an. Diese Foren ermöglichen es Patienten und Pflegenden, Erfahrungen auszutauschen, Unterstützung zu finden und von anderen zu lernen, die ähnliche Herausforderungen bewältigen. Der Zugang zu einer Gemeinschaft, die sowohl emotionalen Rückhalt als auch praktische Tipps bieten kann, ist für viele Betroffene und ihre Familien eine wertvolle Ressource.

Ein innovativer Ansatz innerhalb der telemedizinischen Dienste ist die Integration von künstlicher Intelligenz, um individuelle Behandlungspläne und Pflegeempfehlungen zu generieren. Durch die Analyse von großen Datenmengen, die über Gesundheits-Apps und Monitoring-Systeme gesammelt werden, können Algorithmen Muster erkennen, die für menschliche Betreuer nicht offensichtlich sind. Diese Technologien können dazu beitragen, die medizinische Versorgung zu personalisieren und auf die spezifischen Bedürfnisse und den Verlauf der Demenzerkrankung jedes einzelnen Patienten abzustimmen.

SCHLUSSFOLGERUNGEN

Zukunftsperspektiven

Die Betrachtung der Zukunftsperspektiven im Kontext der Demenzbeschäftigung offenbart eine Landschaft voller Herausforderungen und Chancen. Angesichts einer alternden Bevölkerung und steigenden Prävalenzraten von Demenzerkrankungen weltweit, wird die Entwicklung und Implementierung innovativer Betreuungsansätze immer dringlicher. Die Dynamik des Fortschritts in Medizin und Technologie verspricht dabei transformative Veränderungen in der Art und Weise, wie Demenzerkrankungen behandelt und betreut werden.

Ein zentraler Aspekt der Zukunftsperspektiven liegt in der weiteren Erforschung und Anwendung von personalisierten Medizinansätzen. Die individuelle Genetik und Lebensgeschichte eines jeden Menschen mit Demenz bietet einzigartige Einblicke, die für die Entwicklung maßgeschneiderter Therapien genutzt werden können. Diese personalisierten Ansätze könnten nicht nur die Symptome der Krankheit effektiver lindern, sondern auch die Lebensqualität der Betroffenen signifikant verbessern. Fortschritte in der genetischen Forschung und Bioinformatik lassen erwarten, dass zukünftig präzisere Diagnosewerkzeuge und gezielte Therapieoptionen zur Verfügung stehen werden.

Die Technologie wird ebenfalls eine entscheidende Rolle in der zukünftigen Demenzpflege spielen. Bereits heute erleichtern digitale Hilfsmittel wie GPS-Tracker, automatisierte Heimsysteme und kognitive Trainings-Apps den Alltag von Betroffenen und Pflegenden. In der Zukunft könnten Technologien wie Künstliche Intelligenz (KI) und maschinelles Lernen dazu beitragen, den Verlauf der Demenz noch genauer zu überwachen und vorauszusagen. Solche Systeme könnten in der Lage sein, Verhaltensänderungen frühzeitig zu erkennen und automatisierte Anpassungen in der Betreuung vorzunehmen, um Risiken zu minimieren und die Autonomie der Patienten so lange wie möglich zu erhalten.

Ein weiterer wichtiger Aspekt ist die Integration von Demenzfreundlichen Gemeinschaften. Diese Gemeinschaften sind so gestaltet, dass sie den Bedürfnissen von Menschen mit Demenz gerecht werden und ihre Inklusion in die Gesellschaft fördern. Durch die Schaffung einer unterstützenden Umgebung, die den Zugang zu sozialen Aktivitäten erleichtert und Interaktionen ohne Stigma ermöglicht, können demenzfreundliche Gemeinschaften dazu beitragen, das Wohlbefinden und die soziale Teilhabe zu erhöhen. Diese Entwicklungen erfordern allerdings eine enge Zusammenarbeit zwischen Städteplanern, Gesundheitsdienstleistern und der Gemeinschaft.

Die Rolle der Bildung und Aufklärung in der öffentlichen Wahrnehmung von Demenz kann nicht hoch genug eingeschätzt werden. Durch verbesserte Bildungsprogramme und Aufklärungskampagnen, die das Bewusstsein und das Verständnis für Demenz erhöhen, kann die Stigmatisierung abgebaut werden. Dies fördert eine Kultur der Empathie und Unterstützung, die für die Integration von Menschen mit Demenz in die Gesellschaft unerlässlich ist.

Letztlich sind die Zukunftsperspektiven in der Demenzbeschäftigung und -pflege eng mit der Weiterentwicklung von Pflegepolitiken verbunden. Politische Entscheidungsträger stehen vor der Aufgabe, Rahmenbedingungen zu schaffen, die eine hochwertige und nachhaltige Betreuung ermöglichen und fördern. Dazu gehört die Sicherstellung einer angemessenen Finanzierung von Pflegediensten sowie die Unterstützung von Forschungsinitiativen, die darauf abzielen, die Ursachen von Demenz besser zu verstehen und wirksame Behandlungsmethoden zu entwickeln.

Zusätzliche Ressourcen

Zunächst sind Informationsquellen von unschätzbarem Wert. Diese umfassen sowohl Online-Plattformen als auch gedruckte Materialien, die Informationen über die neuesten Forschungsergebnisse, Behandlungsmethoden und Betreuungstechniken bieten. Wichtige Institutionen wie Alzheimer-Gesellschaften weltweit stellen umfangreiche Datenbanken zur Verfügung, die nicht nur wissenschaftlich fundierte Artikel enthalten, sondern auch praktische Leitfäden für den Alltag mit Demenz. Diese Ressourcen sind entscheidend, um ein tieferes Verständnis der Krankheit zu erlangen und den Betreuern hilfreiche Werkzeuge an die Hand zu geben.

Darüber hinaus spielen Weiterbildungsprogramme eine zentrale Rolle. Solche Programme, angeboten durch Universitäten, Fachhochschulen und private Bildungseinrichtungen, bieten Kurse und Workshops, die speziell auf die Bedürfnisse von Fachkräften und pflegenden Angehörigen zugeschnitten sind. Durch die Vermittlung von Fachwissen über kognitive Störungen und deren Management helfen diese Kurse, die Qualität der Pflege zu verbessern und den Betreuern das notwendige Rüstzeug für den Umgang mit herausfordernden Situationen zu geben. Ein weiterer kritischer Bereich ist die Verfügbarkeit von lokalen Unterstützungsdiensten. Diese Dienste, oft finanziert durch staatliche oder gemeinnützige Organisationen, bieten praktische Hilfe, wie zum Beispiel Tagespflegeeinrichtungen, professionelle Pflegedienste zu Hause oder Beratung durch geschultes Fachpersonal. Die Integration solcher Dienste in die Betreuungsstrategie kann eine erhebliche Entlastung für Familien darstellen und gleichzeitig die Lebensqualität der Betroffenen erhöhen.

Technologische Hilfsmittel dürfen ebenfalls nicht unterschätzt werden. Von fortschrittlichen Überwachungssystemen, die es ermöglichen, die Sicherheit der Patienten zu Hause zu gewährleisten, bis hin zu spezialisierten Apps, die kognitive Übungen und Gedächtnistrainings anbieten, reichen die technologischen Unterstützungen. Diese Werkzeuge können dazu beitragen, die Unabhängigkeit der Betroffenen so lange wie möglich zu erhalten und gleichzeitig die Betreuer in ihrem Alltag zu unterstützen.

Schließlich ist die Bedeutung von Selbsthilfegruppen und Online-Communitys hervorzuheben. Solche Plattformen ermöglichen es Betroffenen und Betreuern, Erfahrungen auszutauschen, Unterstützung zu finden und sich nicht isoliert zu fühlen. Die emotionale und psychologische Unterstützung, die in diesen Gruppen gefunden werden kann, ist oft genauso wichtig wie die praktische Hilfe.

Die zukünftige Entwicklung in der Bereitstellung zusätzlicher Ressourcen wird wahrscheinlich eine noch stärkere Personalisierung der Unterstützung sehen, angepasst an die individuellen Bedürfnisse jedes Patienten und seiner Familie. Durch die kontinuierliche Weiterentwicklung und Anpassung der verfügbaren Ressourcen kann die Gesellschaft sicherstellen, dass die Bedürfnisse von Menschen mit Demenz und ihren Betreuern nicht nur erfüllt, sondern übertroffen werden. In dieser Hinsicht ist es entscheidend, dass alle Beteiligten – von medizinischen Fachkräften über Forscher bis hin zu Politikern – zusammenarbeiten, um die Rahmenbedingungen zu schaffen, die eine hohe Qualität der Versorgung und ein würdevolles Leben für alle Betroffenen gewährleisten.

EXTRA BONUS

Klangwelten: Musik als Brücke im Demenzalltag

SCAN DEN QR-CODE

KOPIERE DEN QR-CODE UND FÜGE DIE URL EIN

https://drive.google.com/drive/folders/1cCWOmIzpzVCu8Bx4sxy4yo9b5aCrSZ74

www.ingramcontent.com/pod-product-compliance
Lightning Source LLC
Chambersburg PA
CBHW082357220526
45470CB00008B/2778